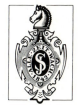

Marianne Mulke-Geisler

# Erfahrungsbezogener Unterricht in der Krankenpflege

2., überarbeitete und erweiterte Auflage

Springer-Verlag
Berlin Heidelberg New York
London Paris Tokyo
Hong Kong Barcelona
Budapest

Marianne Mulke-Geisler
Am Anger 11
D-91448 Emskirchen

ISBN 3-540-57467-0 2. Auflage Springer-Verlag Berlin Heidelberg New York

ISBN 3-540-15807-3 1. Auflage Springer-Verlag Berlin Heidelberg New York
ISBN 0-387-15807-3 1nd edition Springer-Verlag New York Berlin Heidelberg

Die Deutsche Bibliothek – CIP-Einheitsaufnahme
Mulke-Geisler, Marianne: Erfahrungsbezogener Unterricht in der Krankenpflege /
Marianne Mulke-Geisler. – 2., überarb. und erw. Aufl. – Berlin; Heidelberg; New York;
London; Paris; Tokyo; Hong Kong; Barcelona; Budapest: Springer, 1994
ISBN 3-540-57467-0

Dieses Werk ist urheberrechtlich geschützt. Die dadurch begründeten Rechte, insbesondere die der Übersetzung, des Nachdrucks, des Vortrags, der Entnahme von Abbildungen und Tabellen, der Funksendung, der Mikroverfilmung oder der Vervielfältigung auf anderen Wegen und der Speicherung in Datenverarbeitungsanlagen, bleiben, auch bei nur auszugsweiser Verwertung, vorbehalten. Eine Vervielfältigung dieses Werkes oder von Teilen dieses Werkes ist auch im Einzelfall nur in den Grenzen der gesetzlichen Bestimmungen des Urheberrechtsgesetzes der Bundesrepublik Deutschland vom 9. September 1965 in der jeweils geltenden Fassung zulässig. Sie ist grundsätzlich vergütungspflichtig. Zuwiderhandlungen unterliegen den Strafbestimmungen des Urheberrechtsgesetzes.

© Springer-Verlag Berlin Heidelberg 1990, 1994
Printed in Germany

Die Wiedergabe von Gebrauchsnamen, Handelsnamen, Warenbezeichnungen usw. in diesem Werk berechtigt auch ohne besondere Kennzeichnung nicht zu der Annahme, daß solche Namen im Sinne der Warenzeichen- und Markenschutzgesetzgebung als frei zu betrachten wären und daher von jedermann benutzt werden dürften.

Produkthaftung: Für Angaben über Dosierungsanweisungen und Applikationsformen kann vom Verlag keine Gewähr übernommen werden. Derartige Angaben müssen vom jeweiligen Anwender im Einzelfall anhand anderer Literaturstellen auf ihre Richtigkeit überprüft werden.

Umschlaggestaltung: Struve & Partner, Heidelberg
Satzherstellung: Elsner & Behrens GmbH, Oftersheim
Herstellung: PRO EDIT GmbH, Heidelberg

23/3145-5 4 3 2 1 0 – Gedruckt auf säurefreiem Papier

# Vorwort zur 2. Auflage

Der zweiten Auflage dieses Buches habe ich eine Unterrichtssequenz zum Thema „Anfangen" hinzugefügt.

Das Neubeginnen oder das Wiederanfangen kommt mir auch beim Formulieren dieser Zeilen in den Sinn.

Ich schreibe dieses Vorwort mit dem Wissen und der Erfahrung, daß im pädagogischen Feld der Krankenpflege viel Bewegung und Lebendigkeit zu beobachten ist. Die zahlreichen Rückmeldungen auf die Vorschläge und Anregungen dieses Buches, die interessanten und fruchtbaren Gespräche im Austausch mit Krankenpflegelehrer/-innen waren für mich wertvoll und weiterführend. Ich bin wunderbaren, engagierten und kritisch wachen Frauen und Männern begegnet, die trotz oft frustrierender Rahmenbedingungen die Lust am gemeinsamen Lernen und die Freude an der pädagogischen und pflegerischen Profession nicht verloren haben.

Das hat mich ermutigt, die Anregungen zur methodischen Erschließung von Unterrichtsinhalten zu erweitern und für die subjektiven Anteile des Unterrichts (Erfahrungen, Ideen, Gefühle, Bewegungs- und Spielfreude usw.) neue Entfaltungsräume aufzuspüren.

Durch Einfügen neuer Literatur, Skizzieren weiterer methodischer Zugangsformen sowie einiger zusätzlicher Unterrichtsbausteine habe ich versucht, noch einige bunte Fäden mehr in den Unterrichtsalltag hineinzuknüpfen.

Mein Dank gilt allen, die mich durch ihr vitales Interesse ermutigt und unterstützt haben, Lernprozesse im Krankenpflegebereich auch weiterhin als spannende Entdeckungsreisen zu betrachten.

Dem Springer-Verlag danke ich für die gute Ausstattung des Buches.

Emskirchen, im Frühjahr 1994                    Marianne Mulke-Geisler

# Vorwort zur 1. Auflage

In den letzten Jahren ist im Krankenpflegebereich einiges in Bewegung geraten. Es werden neue Fragen nach dem pflegerischen Selbstverständnis, nach alternativen Pflegekonzepten und Bewältigungsformen des pflegerischen Alltags aufgeworfen. Vorschnelle und abwiegelnde Antworten in der Diskussion um Pflegequalität und Arbeitsbedingungen werden nicht mehr akzeptiert, und es werden neue Wege bei der Durchsetzung beruflicher Ziele beschritten.

Es wächst ein neues Selbstverständnis, das auch auf die Inhalte und Methoden der Aus-, Fort- und Weiterbildung zurückwirkt. Ich möchte mich in diesem Buch den Zugangsformen zur Erschließung von Unterrichtsinhalten zuwenden. Dabei sollen methodische Spielräume bei der Gestaltung des theoretischen Krankenpflegeunterrichts ausgelotet werden. Kernpunkt ist dabei die Frage, wie die im Unterricht oft „ausgesperrten" subjektiven Anteile (Erfahrungen, Ideen, Gefühle, Bewegungs- und Spielfreude usw.) stärker integriert werden können.

Die vorliegende Arbeit ist ein Versuch, zu verdeutlichen, daß theoretischer Unterricht keine „graue Theorie" ist, sondern ein bunter und lebendiger Entdeckungsprozeß zwischen Lehrenden und Lernenden.

An dieser Stelle möchte ich den Schülerinnen und Schülern der Krankenpflegeschule am Krankenhaus Waldfriede in Berlin und der Berufsfachschule für Krankenpflege an der Medizinischen Universitätsklinik Erlangen ein herzliches Dankeschön sagen für die Offenheit und Bereitschaft, sich auf manches Stück „Neuland" einzulassen und es gemeinsam zu gestalten.

Diese gemeinsamen Schritte hin zu lebendigeren Lernerfahrungen haben mich ermutigt, diesem Thema ein Buch zu widmen. Ich hoffe, damit keinen neuen „Theorieballast" geliefert zu haben, sondern praxisorientierte Anregungen, die Neugier und Lust wecken, Neues und Wiederentdecktes in das gemeinsame Lernen einzubeziehen.

Emskirchen, im Juni 1989                                    Marianne Mulke-Geisler

# Inhaltsverzeichnis

| | | |
|---|---|---|
| **1** | **Einleitung** | 1 |
| **2** | **Szenen aus dem Unterrichtsalltag** | 3 |
| 2.1 | Ein ganz „normaler" Unterricht? | 3 |
| 2.2 | Alternativbilder vom Unterricht | 9 |
| **3** | **Anmerkungen zum pädagogischen Hintergrund** | 13 |
| 3.1 | Pädagogische Prinzipien als Leitlinien didaktischen Handelns | 14 |
| 3.1.1 | Prinzip des ganzheitlichen Lernens | 15 |
| 3.1.2 | Prinzip des erfahrungsbezogenen Lernens | 22 |
| 3.1.3 | Prinzip des situationsbezogenen Lernens (Verwendungsbezug) | 24 |
| **4** | **Umsetzungsbedingungen erfahrungsbezogenen Lernens in der Krankenpflegeausbildung** | 27 |
| 4.1 | Institutioneller Rahmen | 27 |
| 4.1.1 | Gesellschaftliche Funktion der Krankenpflegschule | 27 |
| 4.1.2 | Innere Struktur der Krankenpflegschule | 28 |
| 4.2 | Lehrpläne/Stoffumfang | 30 |
| 4.3 | Individuelle Ebene des Lehrers | 32 |
| 4.4 | Individuelle Ebene der Schüler | 33 |
| 4.5 | Problembereich Leistungsbeurteilung | 33 |
| **5** | **Planungsüberlegungen** | 37 |
| 5.1 | Charakterisierung einiger methodischer Zugangsformen | 39 |
| 5.1.1 | Meditative Übungen | 39 |
| 5.1.2 | Gestalten mit Ton | 41 |
| 5.1.3 | Szenisches Spiel und pädagogische Theaterarbeit | 42 |
| 5.1.4 | Körperübungen | 44 |
| 5.1.5 | Interaktionsspiele | 46 |
| 5.1.6 | Biographische Übung | 48 |

| | | |
|---|---|---|
| 5.1.7 | „Sprichwörtlich" lernen | 49 |
| 5.2 | Methodischer Hinweis | 52 |

**6 Skizzierung des Unterrichtsabschnitts
„Aller Anfang ist schwer"** .................................. 53

**7 Skizzierung des Unterrichtsabschnitts
„Einführung in das Kennenlernen des Körpers"** .............. 63

| | | |
|---|---|---|
| 7.1 | Allgemeine didaktische Vorbemerkungen | 63 |
| 7.2 | Unterrichtssequenz „Körper haben – Körper sein" | 67 |
| 7.3 | Unterrichtssequenz „Körpergeschichten" | 74 |
| 7.4 | Unterrichtssequenz „Körper und Kommunikation" | 78 |
| 7.5 | Unterrichtssequenz „Körper und Arbeit im Krankenhaus" | 88 |
| 7.6 | Unterrichtssequenz „Ich atme" | 93 |
| 7.7 | Unterrichtssequenz „Ich bin beweglich" | 102 |
| 7.8 | Unterrichtssequenz „Unsere Hände" | 108 |

**8 Skizzierung des Unterrichtsabschnitts
„Vorurteile – die Sprünge in unserer Brille"** ............... 115

**9 Statt eines Schlußworts** ...................................... 127

**Literatur** ..................................................... 133

**Sachverzeichnis** ............................................... 137

# 1 Einleitung

Die Idee, nach neuen Wegen für die alltägliche Unterrichtsgestaltung in der Krankenpflege zu suchen, entstand im Verlauf meiner Tätigkeit als Lehrende in der Krankenpflegeaus-, -fort- und -weiterbildung.

In den letzten Jahren ist im Zuge wachsender Professionalisierung der Pflegeberufe auch im pädagogischen Bereich einiges in Bewegung geraten. Mit wachem Engagement werden Fragen der Lehrer-/Lehrerinnenqualifikation diskutiert, und es entwickeln sich erste Schritte einer eigenständigen Pflegeforschung. Das genaue Beobachten und Dokumentieren pflegerischer Handlungsabläufe, die beginnende wissenschaftliche Durchdringung des beruflichen Feldes wirken auch auf die pädagogische Theoriebildung zurück. Erste fachdidaktische Konzepte bzw. Entwürfe (z. B. Bögemann 1989; Schwarz-Govaers 1989; Wittneben 1991; Oelke 1991) liefern bereits solide Bausteine für das „Haus" einer Pflegedidaktik (s. Kap. 9: „Märchen", S. 127ff.).

Ich möchte mit meinen Überlegungen jedoch konkret am Unterrichtsalltag ansetzen. Dabei stelle ich kein ausgefeiltes didaktisches Konzept vor, sondern skizziere erfahrungsorientierte Möglichkeiten im fachtheoretischen Unterricht. Er findet unter den oft einengenden schulischen und krankenhausspezifischen Rahmenbedingungen statt, die ihre Wurzeln in der Struktur unseres Gesundheits- und Bildungssystems haben. Trotzdem läuft der pädagogische Alltag in den Krankenpflegebildungsstätten nach bewährtem Muster scheinbar reibungslos ab. Bei genauerem Hinsehen und Hinhören stellen sich jedoch mitunter Zweifel ein, ob Art und Erfolg unseres Unterrichtens tatsächlich so zufriedenstellend sind, wie es auf den ersten Blick aussieht.

Enttäuschte Unterrichtende, unmotivierte Schüler, die Mühe haben, Theorie in berufliches Handeln umzusetzen, und Patienten, die routinemäßige Verhaltensweisen von Pflegenden beklagen, deuten *auch* auf ungelöste Probleme der unterrichtlichen Vermittlung hin. Die Ursachen der genannten Phänomene lassen sich natürlich nicht auf die Form des Unterrichts in der Krankenpflege reduzieren. Die bereits erwähnten, in den gesellschaftlichen Institutionen verankerten Strukturen spielen hier eine entscheidende Rolle und beeinflussen in vielfältiger Weise die Realität des derzeitigen Krankenpflegeunterrichts.

Meine Absicht ist es, die Unterrichtsgestaltung aus diesem Problemkreis herauszugreifen, zu hinterfragen und neue Wege zu überlegen. Ich möchte kein

Allheilmittel gegen die Frustrationen des schulischen Alltags anpreisen, sondern einige theoretische Überlegungen in praktische Vorschläge für den Unterrichtsalltag umsetzen. Ansätze, die bereits für andere Schulbereiche fruchtbar gemacht wurden, sollen auf ihre Anwendbarkeit in der Krankenpflegeaus-, -fort- und -weiterbildung befragt werden. Daran anschließend will ich einige praktische Anregungen entwickeln, wie Unterricht, der Erfahrung, Gefühle und Körperlichkeit von Lehrern und Schülern einbezieht, aussehen kann.

Die Unterrichtsbeispiele habe ich besonders unter dem Aspekt der „Versinnlichung und Verkörperung" pflegerischer Inhalte ausgewählt. Eine Ausfaltung sozialpsychologischer und gesellschaftskritischer Aspekte erfahrungsbezogenen Lernens ist deshalb nur ansatzweise enthalten.

# 2 Szenen aus dem Unterrichtsalltag

## 2.1 Ein ganz „normaler" Unterricht?

Ich betrete einen Raum, der durch das übliche Inventar als Schulraum zu identifizieren ist. Mehrere Tische stehen mit Ausrichtung auf Lehrerpult und Tafel locker gruppiert auf grau-rotem PVC-Fußbodenbelag. Hinter den Tischen sind Gebilde aus Stahlrohr und Plastik zu erkennen, die als Sitzgelegenheiten dienen. Der Raum ist ca. 35 qm groß und durch einige Neonröhren hell erleuchtet. Will ich einen Blick auf die Büsche und Bäume des naheliegenden Krankenhausparks werfen, muß ich mich auf die Zehenspitzen stellen, denn die Fensterfront beginnt in ca. 1,50 m Höhe.

Bei näherem Hinsehen entdecke ich in einigen Wandschränken etwas unappetitlich aussehende Gebilde, die in einer gelblichen Flüssigkeit schwimmen. Die sorgsame Etikettierung weist sie als menschliche Bestandteile aus. Diese Gläser stehen in enger Nachbarschaft zu den Kunststoffnachbildungen eines menschlichen Schädels, einigen Handwurzelknochen mit Fingergliedern nebst einem stattlichen Humerus. Im Nachbarschrank finde ich ein Sortiment Blasenkatheter, Herstellungsjahr etwa 1908, sowie einige archaisch anmutende Operationsinstrumente aus der Zeit Sauerbruchs. Nach diesen Wahrnehmungen kann ich ziemlich sicher sein, den Schulsaal einer Krankenpflegeschule betreten zu haben.

Ein Blick in den Lehrmittelraum rundet das Bild ab. Dort finde ich Diaserien, eine große Anzahl Wandkarten, die Aufbau und Funktion des menschlichen Körpers zeigen, sowie Dia- und Overheadprojektor, Filmgerät und Epidiaskop. Schamhaft verhüllt werde ich hier und dort ein modernes Videogerät sowie eine komplette Photoausrüstung zur Herstellung eigener Diaserien finden. Inzwischen naht der Unterrichtsbeginn. Der Overheadprojektor wurde betriebsbereit gemacht, Folien zurechtgelegt, ein Plastiktorso gut sichtbar aufgestellt sowie eine Wandkarte entrollt. Kreide und Tafellappen liegen bereit, und der Unterricht kann beginnen. Nach einigem Stühlerücken und Mappenzurechtlegen wird das Unterrichtsthema genannt: Krankenbeobachtung Atmung.

Die Lehrerin erklärt die Bedeutung der Atmungsbeobachtung in einer kurzen Einführung. Anschließend sollen anhand einer Wandkarte die an der

Atmung beteiligten Organe kurz wiederholt werden. Fragen: Wie ist der Bronchialbaum aufgebaut? Wo liegt das Zwerchfell? Welche Muskeln sind an der Ein- und Ausatmung beteiligt?

Nun geraten die Schüler teilweise in Bewegung. Der rechte Arm wird gehoben, um zu signalisieren, daß man antwortbereit ist. Es entspinnt sich ein Frage-Antwort-Spiel, an dem ca. 50% der Schüler beteiligt sind.

Im Anschluß daran werden in vorbereitete Arbeitsbögen wissenswerte Fakten eingetragen. Ein Schüler wird nach vorn gerufen, um an dem Plastiktorso die gerade angesprochenen Körperfragmente herauszulösen, sie dreidimensional zu betrachten und zu erklären, wie die einzelnen Teile zueinander in Beziehung stehen.

Der nächste Arbeitsschritt bringt einen Methodenwechsel. In Kleingruppenarbeit soll die Funktion der Atmung rekapituliert werden. Nach einigen unruhigen Minuten, in denen Stühle und Tische zurechtgerückt werden, sprechen die Schüler ca. 10–15 min miteinander. Anschließend werden durch Zuruf die Ergebnisse zusammengetragen, überprüft und an der Tafel fixiert.

Danach gelangt der Overheadprojektor zum Einsatz. An der Wand über dem Lehrerpult erscheinen einige Kurven und Zackenlinien, die mit Legenden versehen sind: normaler und krankhafter Atemrhythmus. Danach wird über die praktische Krankenbeobachtung am Krankenbett gesprochen. Ich nehme wahr, daß in dem nun folgenden Zeitraum von 10 min Formulierungen wie: Als Schüler/in sollte man ... müßte man ... darf nicht vergessen werden ..., 12mal auftauchen. Bei fortgeschrittener Unterrichtsstunde beobachte ich, daß einige Schüler unruhig auf den Stühlen hin- und herrutschen, einige miteinander flüstern und sich gegenseitig mit den Ellenbogen anstoßen. Manche Schüler legen den Kopf auf ihre auf dem Tisch verschränkten Arme und müssen ermahnt werden, dem Unterricht in angemessener Körperhaltung zu folgen.

Ich verlasse nun vor Ende der Unterrichtsstunde den imaginären Klassenraum mit der Frage: Was ist auffällig, bemerkenswert oder einfach alltäglich an dieser kurzen zufälligen Unterrichtsszene?

Folgendes möchte ich festhalten:

- Die Schüler/-innen verbrachten die gesamte Unterrichtszeit (bis auf eine kurze Unterbrechung) auf ihren Stühlen sitzend.
- Die Hauptaktivität war auf Sprechen und Schreiben reduziert.
- Das Unterrichtsthema wurde den Schülern durch Anschauungsmaterial nahegebracht.
- Das Unterrichtsgeschehen orientierte sich weitgehend am fragenentwickelnden Lehrer-Schüler-Gespräch.

Diese wenigen Punkte beschreiben nur einige Aspekte der Oberflächenstruktur des Unterrichts in der Krankenpflegeausbildung. Ich möchte fragen, auf welche

Charakteristika der Tiefenstruktur des Unterrichts die beobachteten Phänomene hinweisen könnten.

Lassen wir nun also die skizzenhaften Eindrücke aus dem Schulalltag beiseite und wenden wir uns den tieferen Schichten des Unterrichts in der Krankenpflegeausbildung zu. Beobachtungsleitend sollen dabei die Fragen sein:

- Woran orientiert sich die Auswahl von Zielen, Inhalten und Methoden in der Krankenpflegeausbildung?
- An welchen Punkten des Schulalltags werden die unterrichtssteuernden Prinzipien und Normen deutlich?

Besieht man sich die Stundenaufteilung der einzelnen Unterrichtsfächer und die Gewichtung der Themengebiete bei den Prüfungen, wird deutlich, daß die **medizinische Wissenschaft mit ihren Teildisziplinen** nach wie vor den Ton angibt. Sie schreibt die Grundmelodie vor, der alle anderen Elemente zu- und nachgeordnet sind. Dieser Tatbestand ist vor berufs- und standesgeschichtlichem Hintergrund zu sehen und scheint durch die zwangsläufige Nähe von Krankenpflege und Medizin legitimiert zu sein. Ist sie doch die Bezugswissenschaft, deren Grundlagenkenntnisse anerkannter Teil beruflicher Kompetenz in der Krankenpflege sind. Die Systematik dieser Disziplin ist Ausgangspunkt curricularer Entscheidungen und Planungen. Entsprechend der Tradition medizinischen Denkens beginnt man bei der faßbar kleinsten Einheit und geht dann zu den gröberen Strukturen über und stellt Zusammenhänge her. In der Lehre von den krankhaften Veränderungen des menschlichen Organismus stehen meßbare (oder zumindest einigermaßen objektivierbare) Daten und deren Rückführung in den Normbereich im Mittelpunkt.

Ich möchte dieses als naturwissenschaftlich bezeichnete ärztliche Vorgehen nicht werten, sondern fragen: Wie weitgehend ist es für Krankenpflegeaus-, -fort- und -weiterbildung handlungsleitend, und welche Konsequenzen hat das für den Unterricht?

Vielleicht wird man einwenden, daß inzwischen, ausgehend von der Auseinandersetzung mit theoretischen Konzepten der Krankenpflege (z. B. der Diskussion um die „patientenorientierte Krankenpflege"), eine Schwerpunktverschiebung stattgefunden hat. Das trifft sicher für den Fort- und Weiterbildungsbereich zu, doch ich bezweifle, daß sich in der Struktur der Grundausbildung viel verändert hat. Es wird sicher heute mehr von Patientenbedürfnissen gesprochen, Gesprächsführung fehlt in keinem Lehrplan, und klinische Anleitung hat in vielen Schulen und Kliniken Eingang gefunden.

> Doch ich behaupte, daß Denken und Handeln in der Ausbildung nach wie vor ausschließlich naturwissenschaftlich orientiert sind.

Manche der modernen ganzheitorientierten Unterrichtsziele und -inhalte (z. B. „Die Schüler sollen zu einer umfassenden personenzentrierten Pflege fähig werden") wirken übergestülpt und aufgesetzt. Sie sind nicht organisch in die Gesamtheit der Ausbildung integriert und vermitteln sich nicht in andere Unterrichtsbereiche (z. B. nicht nur im Fach Krankenpflege, sondern auch in Fächern wie Anatomie, Physiologie und Krankheitslehre). So bleiben viele dieser Ziele auf der Ebene moralischer Appelle.

Da die Medizin im Gesundheitsbereich und v. a. im Krankenhaus die größte Definitionsmacht besitzt, sind Krankenpflegekräfte gezwungen, hinsichtlich ihres medizinabhängigen Handlungsbereichs fachsystematisch im Sinne der Medizin zu denken und zu handeln. Der medizinisch-pflegerisch geschulte Blick richtet sich nicht auf die Ganzheit des Patienten. Er soll Abweichungen von der Norm: eine Veränderung der Hautfarbe, des Blutdrucks, der Sputumbeimengungen usw., die diagnostisch-therapeutisch verwertbar sind, erfassen. Somit erscheint es sinnvoll, vielleicht geradezu zwingend, als didaktische Leitlinie der Ausbildung in der Krankenpflege die Medizinorientierung zu wählen.

> Doch die Struktur des Arbeitsfeldes Krankenpflege beinhaltet auch einen eigenständigen Handlungsbereich, in dem Zielsetzungen und Inhaltsbestimmungen weitgehend unabhängig von ärztlich-medizinischen Vorgaben sind.

Und auch darauf wird in der Ausbildung vorbereitet. Hier sollen berufliche Qualifikationen angebahnt werden, die den Kern des beruflichen Handelns treffen: die pflegerische Interaktion mit dem Patienten. In diesem thematischen Zusammenhang beruft man sich gerne auf die psychosomatische Ganzheit des Patienten, auf die Orientierung an Patientenbedürfnissen und somit auf die Vermittlung pflegerisch relevanter psychosozialer Kompetenzen (z. B. Einfühlungsvermögen, Gesprächskompetenz).

Ziele und Inhalte scheinen hier von einem anderen didaktischen Prinzip bestimmt zu werden. Betrachtet man jedoch die Erschließung der Inhalte sowie die Vermittlungsformen, drängt sich ein anderer Eindruck auf. Das in den Zielen Beabsichtigte, die inhaltliche Bearbeitung und die methodische Umsetzung widersprechen sich wechselseitig (z. B. das Ziel: „Die Schüler/-innen sollen verbales und nonverbales Verhalten als Kommunikationsmittel beschreiben und anwenden" wird durch einen Lehrervortrag – ergänzt durch eine Diareihe – vermittelt).

Medizinisches Denken ist ohne Systematisierung auf einem relativ hohen Abstraktionsniveau nicht denkbar. Das ist notwendig und folgerichtig für das Verstehen und Einordnen naturwissenschaftlichen Phänomene.

In der Krankenpflege ist dieses Kategorisieren und Systematisieren bis zu einem gewissen Grade ebenfalls sinnvoll und notwendig. Es enthebt die Pflege der Zufälligkeit und verschafft Überblick für berufliches Entscheiden und

Handeln. Es stellt sich jedoch die Frage, welche Folgen diese Art der Wirklichkeitswahrnehmung und -verarbeitung hat, wenn sie sich verselbständigt und auf Bereiche angewandt wird, die sich dieser Art des Zugriffs entziehen. Es ist z. B. wichtig, menschliches Erleben und Handeln aufzugliedern, nach seiner historisch-gesellschaftlichen Bedingtheit zu fragen, um zu Aussagen zur Einschätzung und Bewertung menschlicher Existenz zu gelangen. Diese können dazu dienen, subjektives Erleben in bestimmten Lebenssituationen (z. B. Krankheit) zu interpretieren und Bewältigungshilfen zu eröffnen. Dazu ist es hilfreich, sich an typischen Verläufen und Gesetzmäßigkeiten zu orientieren. Doch um psychosoziale Grundkompetenzen in der Krankenpflege anzubahnen, sind zergliedernde Lernerfahrungen unzureichend. Wenn diese Aufarbeitung von Lerninhalten zum Automatismus wird, besteht die Gefahr einer Wahrnehmungsverengung und Einseitigkeit. Nichtklassifizier- und -objektivierbares wird nebensächlich oder bleibt gänzlich unbeachtet. Die Erfahrung im zwischenmenschlichen Bereich zeigt, daß sich psychosoziale Probleme dieser Art des Zugangs entziehen.

Wenn eine abstrakt zergliedernde Auseinandersetzung mit den Lerninhalten zur überwiegenden Verarbeitungsform wird, können Lernziele auf der psychosozialen Ebene nicht erreicht werden. Denn diese Art der Bearbeitung zieht eine Auswahl bestimmter Unterrichtsmethoden nach sich. Die überwiegend sprachliche Auseinandersetzung ist der sicht- und hörbare Ausdruck dieser Arbeitsformen. Lehrervortrag, Unterrichtsgespräch und Demonstration sind die charakteristischen Lehrmethoden dieses Vorgehens. Sie sind taugliche Mittel, um Lernziele auf der kognitiven Ebene zu erreichen und psychosoziale Qualifikationen vorzubereiten. Doch man versucht auch dort, wo es um den emotionalen Lernbereich geht, Lernziele ausschließlich mit diesen Methoden zu erreichen. Problemsituationen zwischen Krankenpflegepersonal und Patienten, praktische Pflegehandlungen werden *beredet*. Über den Umgang mit Gefühlen wird diskutiert. All das ist gut und richtig. Wenn ein Lernziel aber z. B. lautet: „Die Schüler/-innen sollen die Bedeutung der psychosozialen Bedürfnisse der Patienten für das pflegerische Handeln erlernen", dann verhindert der nur kognitiv reflektierende Zugriff das Erreichen des Ziels.

Das methodische Vorgehen formt auch die Kommunikation im Klassenraum. Bestimmten Vermittlungsformen entsprechen typische Interaktionsmuster zwischen Lehrer und Schülern sowie zwischen den Schülern. Einwegkommunikation im Lehrvortrag und forciertes Frage-Antwort-Spiel haben ihren methodischen Stellenwert. Werden sie aber zu überwiegenden Unterrichtsformen, lassen sich Phänomene beobachten, die darauf hinweisen, daß sich diese Methoden blockierend auf das Lernen auswirken können.

Hierarchisch strukturierte Kommunikation wirkt unterschwellig per „heimlichen Lehrplan" in einem abfragenden Unterricht mit dem Thema: „Demokratische Kommunikationsstrukturen im Krankenhaus" nachhaltiger als das im Unterricht Besprochene. Mangelnde Konzentration, Störmanöver, maskiertes Desinteresse, schlechte Lernergebnisse sind *auch* Indikatoren für methodisch-didaktische Fehlentscheidungen.

> Das Fach Krankenpflege soll schwerpunktmäßig auf das berufliche Tätigsein vorbereiten. Die fruchtbarste Lernart dafür ist die angeleitete und begleitete Erfahrung in der Praxis. Doch der theoretische Unterricht muß den Boden bereiten, auf dem Fähigkeiten, Fertigkeiten, Einstellungen und Überzeugungen wachsen können.

An die Schüler wird die Forderung gestellt, kognitives Wissen in die Praxis umsetzen zu können. Aber wie sehen die Schritte dahin aus? Welche Rolle spielen dabei Gefühle, früheres Erleben und das Umgehen mit eigener und fremder Körperlichkeit? Ein wesentlicher Aspekt dabei ist, daß bei den unterrichtlichen Lernformen die kognitive Ebene hoch im Kurs steht. Es werden ganz bestimmte geistige Anstrengungen gefordert und gefördert. Das haben die Schüler gut verinnerlicht, denn im Laufe ihrer langen Schulgeschichte haben sie gelernt: „In der Schule sind nur bestimmte Aktivitäten gefragt, die sich überwiegend in deinem Kopf abspielen. Deinen Körper könntest du eigentlich sehr gut am Schuleingang abgeben. Deine persönlichen Erlebnisse, Erfahrungen, Gefühle, Phantasien und Träume kannst du gleich dazulegen!"

In der Schule geht es um organisiertes Lernen und das heißt auch, daß alles wegorganisiert werden muß, was wenig planbar, vielleicht störend ist und vom beabsichtigten Lernziel wegführen könnte. Daraus resultiert eine sehr verkürzte Art des Lernens, die meist wenig Spaß macht und nicht die Ergebnisse bringt, die Curriculumplaner und Didaktiker oft versprechen.

Die Orientierung an der medizinischen Wissenschaft mag als pädagogisches Prinzip in der Krankenpflege dort nützlich und sinnvoll sein, wo es um notwendiges medizinisches Hintergrundwissen geht und wo sich pflegerisches Tun eng auf den ärztlichen Bereich beziehen muß. Doch ich meine, daß es als durchgängige Orientierungslinie in der Krankenpflegeausbildung zu kurz greift.

Hier setzen meine Überlegungen an, ob es realisierbar ist, Didaktik und Methodik in der Krankenpflege vom Kopf auf die Füße zu stellen. Ich sehe es zwar als einen Widerspruch an, sich für einen Teil der Ausbildung auf ein fast gegenläufiges Konzept zu beziehen, doch das ist m. E. kurzfristig nicht aufzulösen.

> Mittel- bis langfristig ist es im Sinne zunehmender Eigenständigkeit der Krankenpflege wichtig, eine Schwerpunktverlagerung zugunsten des selbst-

verantwortlichen Handlungsbereichs anzustreben. Denn wenn wir in der Krankenpflege den ganzen Menschen mit seinen Wechselwirkungen in sich und mit seiner Außenwelt als Mittelpunkt unseres Handelns sehen wollen, wird sich das auch im didaktisch-methodischen Bereich der Ausbildung niederschlagen.

Ich gehe davon aus, daß die Orientierung in Richtung auf ganzheitliche Betrachtungsweise des Menschen unteilbar ist. Es muß sich sowohl auf das Verständnis unserer Patienten und Kollegen als auch auf uns selbst beziehen. Wenn ein ganzheitliches Menschenbild angestrebt wird, gilt das nicht nur für eine Menschengruppe. Wird jedoch nur im Blick auf den Patienten von ganzheitlicher Betrachtungsweise gesprochen, müssen solche Ansprüche als ideologieverdächtig angesehen werden. Berufliche Ideologien sind (und waren) allzu oft von der Praxis abgekoppelt und gehen (gingen) zu Lasten der Krankenschwestern.

Ich meine, es ist noch ein gutes Stück Weg, Krankenpflege ganzheitlich zu verstehen und zu realisieren, doch die Richtung ist angezeigt. Ich möchte gedanklich einige Schritte auf diesem Weg tun und dabei besonders auf pädagogische Wegmarkierungen achten, ohne dabei die Stolpersteine derzeitiger Ausbildungsrealität zu übersehen.

## 2.2 Alternativbilder vom Unterricht

Vielleicht sollten wir das Päckchen, das unsere Schüler und auch wir als Lehrende am Schuleingang ablegen, doch einmal genauer ansehen und bewußt in den Unterricht hineinnehmen. Ich glaube, es enthält viel Überraschendes, das unser gemeinsames Lernen lebendiger und lustvoller gestalten könnte.

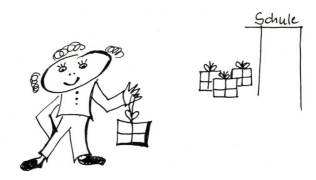

Ich stelle mir Unterrichtssituationen und Lernräume vor, in denen Schüler nicht nur reden und schreiben, sondern auch malen, spielen, sich bewegen und gemeinsam Aktionen planen. Gelernt wird nicht nur auf Stühlen sitzend, sondern auf dem Boden liegend, sich bewegend, im Austausch mit den Mitschülern durch gemeinsames Nachempfinden und Spielen von Problemsituationen.

Schüler lernen nicht nur aus Büchern. Es wird nicht nur Wissen gespeichert, das überliefert ist, sondern auch persönliches Wissen, das in lebendiger Auseinandersetzung mit einem Lernthema entsteht.

Ein Blick in den Klassenraum zeigt folgendes Bild: Das Zimmer ist mit einem warmen Teppichboden ausgelegt. Stühle und Tische bestehen aus Holz und sind zur Seite gestellt. Der Raum strahlt durch die Verwendung von Hölzern bei der Wand- und Deckenverkleidung sowie durch die intensiven Farben einiger Wandbehänge Behaglichkeit und Wärme aus. Große Fenster geben den Blick auf den Krankenhauspark frei. Viele Blattpflanzen beleben den Raum durch ihr frisches Grün. Neonröhren zur Beleuchtung wird man vergeblich suchen. Ist Kunstlicht notwendig, werden gut durchdacht angeordnete Deckenstrahler angeschaltet.

Die Schüler sitzen oder liegen auf mitgebrachten Decken. Der Unterricht beginnt damit, daß die Schüler sich nach kurzer Anleitung die Schulter- und Rückenmuskulatur durchmassieren. Das Thema „Krankenbeobachtung Atmung" heißt nun: „Das Bedürfnis des Menschen nach Sauerstoff". Die Bearbeitung des Themas beginnt mit themenzentrierten Kleingruppen. Leitfrage ist: Atem ist Leben – was heißt das für mich? Es wird darüber gesprochen, wie von den einzelnen der Atmungsvorgang erlebt wird. Einige meinen, daß dies ein Vorgang sei, der ganz automatisch abläuft, und daß Atmen nur bewußt wird, wenn man sich anstrengen muß, z. B. beim schnellen Hinauflaufen einer Treppe. Andere erzählen, daß sie beim letzten Smogalarm nicht richtig durchatmen konnten; dabei sei ihnen der Vorgang des Atmens bewußt geworden. Es wird auch von Schrecksituationen gesprochen, als einem buchstäblich der Atem stockte usw.

Nach dem Gespräch über das persönliche Empfinden der Atmung werden wieder Decken ausgebreitet, und die Schüler werden gebeten, einige Atemübungen zu probieren, um die Funktion des Zwerchfells und der Bauchmuskulatur, das Vorhandensein verschiedener Atemräume sowie die Brustkorbbewegungen bewußt zu erspüren.

Eine abschließende Partnerübung soll für den Ablauf des Atemrhythmus sensibilisieren. Dabei sitzen jeweils 2 Schüler hintereinander. Der „passive" Partner versucht, ruhig und normal zu atmen. Der „aktive" Partner geht mit beiden breit auf den Rücken gelegten Händen langsam von den Schultern den Rücken abwärts und versucht, die Atembewegungen – den Atemrhythmus des Partners – zu erspüren. Danach wechseln die Partner.

Ausgehend von diesen Übungen zur Wahrnehmung des Atemvorgangs versuchen die Schüler in kleinen Gruppen, die an der Atmung beteiligten Organe zu bestimmen und ihre Wechselwirkungen zu erkennen sowie Aussagen zum normalen Atemrhythmus zu machen. Dazu können die Schüler auch bereitgelegte Bildtafeln und Modelle heranziehen.

Abgeleitet vom normalen Atemrhythmus in Ruhe werden Veränderungen von Atemfrequenz, Atemrhythmus und Atemtiefe besprochen. Dazu werden einige Schüler gebeten, sich zu einer Demonstration zur Verfügung zu stellen. Zuerst wird die Atemfrequenz festgestellt und der Atemrhythmus/die Atembewegungen beobachtet und schriftlich fixiert. Danach erhalten einige Schüler die Aufgabe, z. B. einmal um den Gebäudekomplex der Schule zu laufen, die Treppe zweimal hinauf- und hinunterzulaufen oder 20 Kniebeugen oder ähnliche gymnastische Übungen zu machen. Danach werden wieder Atemfrequenz und Atemrhythmus beobachtet und protokolliert. Anhand einiger Fallbeispiele werden pathologische Atmungsveränderungen besprochen. Dabei wird durch entsprechende Übungen die Erfahrungsebene einbezogen (z. B. bewußt kurz und heftig einatmen, bewußt kurz den Atem anhalten sowie bewußt oberflächlich atmen und beobachten, was dabei geschieht).

Die Erfahrungen werden besprochen, ausgewertet und in Leitlinien für die Beobachtung der Atmung umgesetzt.

Diese kleine Skizze zeigt die Richtung an, in der ich Unterricht gerne verändern möchte.

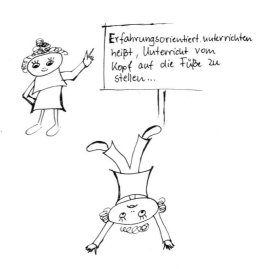

Ich wünsche mir
- eine behagliche Lernumgebung, die nicht nur an funktionalen Gesichtspunkten orientiert ist;
- einen Umgang mit Lerninhalten und Lernzielen, der überraschende und ungewohnte Perspektiven zuläßt;
- eine Form des Lernens, die Körper und Sinne einbezieht;
- Lernwege, die es zulassen, subjektive Erfahrungen, Deutungen und persönliches Wissen einfließen zu lassen und weiterverarbeiten zu können;
- eine Zeitstruktur, die den Unterrichtstag nicht in kleine Einheiten zerhackt;
- Unterrichtsergebnisse, die nicht nur durch Klausuren und Multiple-choice-Fragebögen überprüft werden, sondern die in alltäglichen Berufs- und Lebenssituationen genutzt werden können.

# 3 Anmerkungen zum pädagogischen Hintergrund

In meinen weiteren Ausführungen will ich den Hintergrund beleuchten, von dem ich eine Hilfe und Orientierung für neue methodische Wege im Schulalltag der Krankenpflegeausbildung erwarte.

Vor dem anwendungsorientierten Teil erscheint es mir notwendig, didaktische Prinzipien, die für mein praktisches Vorgehen handlungsleitend sind, darzustellen und ihre praktische Relevanz zu verdeutlichen.

> Pädagogische Prinzipien sind Leitlinien für didaktisches Handeln in organisierten Lernprozessen. Somit beziehen sie sich auf das Geflecht von Lernvoraussetzungen, Lernzielen, Lerninhalten, Unterrichtsmethoden[1] sowie auf die Interaktion im Unterricht. Dabei ist das besondere Verhältnis von Zielen, Inhalten und Methoden zu berücksichtigen.

Sowohl von der Berliner Schule der Didaktik (Heimann et al. 1972) als auch von anderen didaktischen Strömungen (z. B. Blankertz 1975) wird der enge Vermittlungszusammenhang von Didaktik und Methodik betont: Die „widerspruchsfreie Wechselwirkung der Planungsmomente läßt das Angewiesensein der Ziele auf geeignete Mittel, umgekehrt die Abhängigkeit der Wahl zweckmäßiger Verfahren von den jeweils gesteckten Zielen klar hervortreten" (Heimann et al. 1972, S. 25).

Ich möchte zwei Positionen aufzeigen, die in der unterrichtlichen Praxis entsprechende Konsequenzen zeigen. Wenn man davon ausgeht, daß Ziele, Inhalte und Methoden in einer Zweck-Mittel-Relation stehen, ist die Methode oder Vermittlungsform Vehikel, um beliebige Ziele zu erreichen.

In der pädagogischen Alltagspraxis werden Ziele, Inhalte und Methoden oft in dieser Zweck-Mittel-Relation gesehen. Man geht davon aus, daß Methoden unabhängig von Ziel- und Inhaltsentscheidungen anwendbar und bewertbar sind.

---

[1] Ich benutze den Begriff *Unterrichtsmethode* in einem übergeordneten Sinn und lehne mich dabei an die einschlägige Didaktik- und Methodikliteratur der Krankenpflege an (Vogel 1979). Vogel gibt einen guten Überblick über wesentliche Teilbereiche der Unterrichtsmethodik.

Ich schließe mich jedoch der Einschätzung Holzapfels (1982) an, der von einer **Einheit der Lernziele, Lerninhalte und Lehrmethoden** ausgeht. Diese didaktische Auffassung beinhaltet, daß keine Ebene didaktischen Handelns ohne die Bestimmung der jeweils anderen erfaßbar ist.

Nicht bei jedem Inhalt lassen sich durch bestimmte Verfahren bestimmte Ziele erreichen. Die Anwendung bestimmter methodischer Wege kann bedeuten, bestimmte Lernziele nicht zu erreichen und bestimmte Themen nicht bearbeiten zu können.

Die Analyse unterrichtlicher Alltagsprobleme weist häufig auf die mangelnde Berücksichtigung der Einheit von Zielen, Inhalten und Methoden hin. So vermute ich auch als Ursachen der in Kapitel 2 dargestellten Probleme in der Krankenpflegeausbildung ein Mißverhältnis im Stellenwert von Inhalten, Methoden und Zielen.

Aus diesem Grund möchte ich in meinen weiteren Ausführungen zwar methodische Fragen in den Mittelpunkt stellen, diese jedoch nicht von Inhalts- und Zielfragen abkoppeln.

Zunächst wende ich mich didaktischen Konzeptionen zu, die Vorgaben im Umgang mit Zielen, Inhalten und Methoden enthalten.

## 3.1 Pädagogische Prinzipien als Leitlinien didaktischen Handelns

Jeder Lehrende hat sich aus den Erfahrungen seiner eigenen Schulgeschichte, in Ausbildung und Berufspraxis eine „private Praxistheorie" gezimmert, die sein berufliches Handeln bestimmt. Häufig steuern diese pädagogischen Normen und Werte unterschwellig das Handeln und können so nicht Gegenstand von Reflexion und Veränderung werden. Lehrende stehen unter einem permanenten Handlungsdruck und haben im Berufsalltag meist nicht die Zeit, ihre didaktisch-methodischen Entscheidungen immer auf pädagogische Leitlinien zurückzuführen. So schleicht sich manches in Unterrichtsplanung und -gestaltung ein, das man bei bewußter Reflexion weit von sich weisen würde. Ich nehme z. B. an, daß viele Lehrende in der Krankenpflege meine Behauptung, die medizinisch-naturwissenschaftliche Sichtweise sei wesentliche Leitlinie in der Krankenpflegeausbildung, entrüstet zurückweisen. Sie sind sicher, daß sie patientenbezogen und nicht krankheits- und medizinbezogen unterrichten. Aber vielleicht ist es doch einmal lohnend, hinter die eigenen pädagogischen Kulissen zu schauen und nachzusehen, aus welcher pädagogischen Requisitenkiste ich meine Handlungsleitlinien als Lehrer/-in eigentlich beziehe.

Ich will das an dieser Stelle tun und die didaktischen Orientierungen, die in meine praktischen Planungen einfließen, kurz beschreiben.

### 3.1.1 Prinzip des ganzheitlichen Lernens

Der Begriff der Ganzheit wurde in den letzten Jahren zum Schlagwort. Es ranken sich die verschiedensten Ideologien um ihn. Ich werde deshalb versuchen, möglichst genau zu beschreiben, was in diesem Zusammenhang unter Ganzheit zu verstehen ist.

> Dieses didaktische Konzept geht davon aus, daß Lernen ein Prozeß ist, der den ganzen Menschen betrifft: „Sinnvolles Lernen betrifft den ganzen Menschen als psychosomatisches – daher auch gefühlsbetontes und sinnliches Wesen" (Cohn 1975, S. 256).

Nicht nur das in einer bestimmten Zeiteinheit Angestrebte (die kognitive, emotionale oder psychomotorische Verhaltensänderung) wird aktiviert oder angesprochen, sondern es werden Bedürfnisse, Körperreaktionen, Phantasien, Kommunikationswünsche oder -abneigungen usw. mobilisiert.

Das Erleben von Menschen läßt sich auch in organisierten Lernprozessen nicht auf das Funktionieren einer ganz bestimmten geistigen, psychischen oder körperlichen Ebene reduzieren. Der Mensch lebt, handelt und lernt immer als Ganzes. Dualistische Denktraditionen haben jedoch eine Aufspaltung des Menschenbildes bewirkt, die sich auch in erziehungswissenschaftliche Theorien und Konzepte hineinvermittelt hat.

> Ziel ganzheitlichen Lernens ist es, Lerninhalte und -formen dahingehend zu gestalten, daß sie eine Integration der Verstandes-, Gefühls- und Körperebene ermöglichen.
> Lerninhalte sollen als sinnlich begreifbar erlebt werden, denn sie sind verbunden mit Erlebnissen und Erfahrungen vergangener und derzeitiger Lebensgeschichte.

Es gilt, die verschiedenen Schichten eines Lerninhalts zu erkunden. Hier überschneidet sich das Prinzip des ganzheitlichen Lernens mit dem „mehrperspektivischen Ansatz" (Hiller 1980). Das Prinzip der Ganzheitlichkeit basiert auf den theoretischen Vorstellungen der Gestalttheorie und dem Menschen- und Weltbild der humanistischen Psychologie (Maslow 1973; Bühler 1974; Rogers 1974). Diese psychologische Richtung entstand als Gegenströmung zum Behaviorismus (z. B. Skinner u. Corell 1976), dessen Vertretern vorgeworfen wird, den Menschen als reduziertes, an Reiz-Reaktions-Schemata angepaßtes Wesen zu betrachten.

## Gestalttheorie

Die *Gestalttheorie* beschäftigt sich mit den ganzheitlichen Zusammenhängen menschlichen Erlebens und Verhaltens und fragt nach der Ordnung seelischen Geschehens. Im Zentrum der Forschung steht der menschliche Wahrnehmungsprozeß. Die Väter der Gestaltpsychologie (Wertheimer, Koffka, Köhler und später Lewin) kamen zu der Erkenntnis, daß Menschen nicht ungeordnete Einzelreize empfinden, die dann verknüpft werden, sondern geordnete strukturierte Gestalten (Ganzheiten), die in einem Figur-Grund-Verhältnis stehen. die Gestalttherapie hat Erkenntnisse der Gestalttheorie, der Psychoanalyse und der existentialistisch-phänomenologischen Denktradition (Buber 1973; Merleau-Ponty 1966) integriert. Zielrichtung ist ein ganzheitliches Erfassen der Wirklichkeit, das mithilft, Entfremdung in der Beziehung des Menschen zu sich selbst, zu anderen und zur Umwelt abzubauen. Perls hat mit den Konzepten des *Wachstums,* der *Ganzheit,* der *„awareness"* (als wacher Bewußtheit im Hier und Jetzt), des *Lernens durch Erleben,* der *Fähigkeit zu antworten* („responsibility") und des *Selbstregulations- und Selbstverwirklichungsprinzips* von Goldstein und Maslow die Grundlagen für die Gestalttherapie gelegt und für die Gestaltpädagogik vorbereitet.

Paul Goodman (1986), als bedeutender Vertreter gestaltpädagogischer Konzepte, betonte die übergreifenden gesellschaftspolitischen Zusammenhänge des Lebens und Lernens und entwickelte sozialkritische Alternativen zur traditionellen Pädagogik. Er engagierte sich gegen das technokratische und entfremdete Lernen im Schul- und Universitätssystem und setzte sich für Formen des Unterrichts ein, die eine kreative Persönlichkeitsentfaltung ermöglichen. Die sozialkritische Position Goodmans wurde allerdings in vielen gestaltpädagogischen Ansätzen nicht aufgegriffen und weiterentwickelt.

Als wichtigste gestaltpädagogische Schulen werden heute die „confluent education" (Brown) und die integrative Pädagogik (Petzold) betrachtet.

Diese pädagogischen Richtungen sehen Menschen als leib-seelische Subjekte (Petzold u. Brown 1977) und haben den Anspruch, die geistig rationale, emotionale und körperlich-motorische Ebene durch entsprechende Verfahren im Lernprozeß zu berücksichtigen. Die „confluent education" versteht sich als innovative Methode der Schulpädagogik, die sich auf das Zusammenfließen kognitiver und affektiver Erziehung zentriert.

Die integrative Pädagogik wurde zunächst als Ansatz im Rahmen der Erwachsenenpädagogik entwickelt, später jedoch auch auf andere Bereiche (Vorschul- und Schulpädagogik) bezogen. In diesem Konzept wird der körperlichen Dimension des Lernens besondere Bedeutung zugemessen.

## Themenzentrierte Interaktion

Als weiteren Ansatz ganzheitlich orientierten Lernens möchte ich die themenzentrierte Interaktion (TZI) vorstellen. Ruth Cohn (1975) hat, aufbauend auf ihre Erfahrungen als Psychoanalytikerin, dieses Modell lebendigen Lernens als Hilfe für die Arbeit in Gruppen entwickelt.

> Das Prinzip des lebendigen Lernens beschränkt sich nicht auf das Aneignen von Wissen und das Trainieren von Handfertigkeiten. Es will einen lebendigen Bezug zwischen Lerninhalt („*Es*"), dem Erleben des einzelnen („*Ich*") und dem Miteinander im Lernprozeß („*Wir*") herstellen. Die Anteile des Lernprozesses sind in die Umgebungsbedingungen („globe") eingebettet.

Zwischen diesen Elementen wird ein dynamisches Gleichgewicht angestrebt. Dadurch soll die Auftrennung von Sachebene, zwischenmenschlichen Beziehungen und eigenem Fühlen überwunden werden. Die Bedeutung des *Wir* und *Ich* wird als Wert an sich gesehen und nicht unter funktionalen Gesichtspunkten im Sinne von Anpassung und Lerneffektivitätssteigerung. Eine besondere Orientierungs- und Leitfunktion wird in der TZI dem Thema oder der Sache, über die *Ich* und *Wir* zusammenfinden, zugeschrieben. Das Thema als Zentrierungspunkt einer Gruppe verhindert ein Sichverlieren in reine Selbsterfahrung oder Bearbeitung des Gruppenprozesses, sondern bindet *Ich* und *Wir* an die Bewältigung der gemeinsamen Aufgabe. Die besondere Stellung des Themas im Denkmodell der TZI macht sie für das Lernen in stark aufgabenorientierten Gruppen, z. B. in der Berufsausbildung, gut nutzbar (Mulke-Geisler 1982).

In diesem Zusammenhang möchte ich mich der Frage nach Themenfindung und -formulierung zuwenden.

Der TZI-orientierte Lehrende sieht in jedem Thema ein Haus mit vielen Türen. Ob es sich nun um die Inhalte Stoffwechselkrankheiten, Bundesseuchengesetz oder Diffusion und Osmose handelt: *Jeder noch so abstrakt klingende Unterrichtsinhalt birgt persönliche Zugänge, die es ermöglichen, sich emotional und intellektuell dem Thema zu nähern.*

Das endgültig formulierte Thema – der Schlüssel zu einer der Türen, die das Thema erschließen – soll möglichst in einem gemeinsamen Prozeß gefunden werden. Es kann sich z. B. eine Vorbereitungsgruppe bilden, die gemeinsam das Thema entwickelt. Nach einigem Üben kann auch die gesamte Gruppe gegen Ende einer Sitzung aus dem gemeinsam Erlebten und aus den noch offenen Fragen das nächste Thema erarbeiten.

> Das Finden und Formulieren eines Unterrichtsthemas bedeutet, mit einem Unterrichtsinhalt auf die Füße zu kommen (ihn zu „erden").

Das Herausarbeiten des gemeinsamen Unterrichtsthemas ist der wichtigste Schlüssel zum erfahrungsbezogenen und ganzheitlichen Lernen. Die treffende einladende Formulierung ist schon die halbe Inhaltsbearbeitung. Sie eröffnet individuelle Lernwege und hilft, sich an Erlebnisse und Erfahrungen zu erinnern, ihre Energien zu erschließen und in das Lernen einfließen zu lassen.

Das persönlich formulierte Thema legt eine erste Spur zu Situationen, Menschen, Gefühlen und Gedanken, die das Ich mit dem Unterrichtsinhalt und dem Wir verbindet.

Die folgenden Schritte zum Entwickeln eines Themas (orientiert an Langmaack u. Braune-Krickau, „Wie die Gruppe laufen lernt", München, Weinheim 1987) beginnen mit der eigenen Entdeckungsreise der Lehrerin/des Lehrers:

**1. Was ist mein eigener Bezug zum Thema?**

Es könnte sich eine Art Zwiegespräch mit dem Unterrichtsinhalt ergeben:

- Was löst Du in mir aus? – Was verbindet mich mit Dir?
- Welche Gedanken und Gefühle weckst Du in mir?
- Welche Worte, Texte, Bilder, Phantasien tauchen auf?
- Was verbindet mich mit Dir? – Was stört mich an Dir?
- Betrete ich mit Dir Neuland oder vertrautes Gelände?
- Wie wird es uns beiden in der Lerngruppe oder mit einzelnen gehen?
- Was werden sie von mir und Dir wollen?
- Was werden sie ablehnen?

**2. Was möchte ich vermitteln?**
**Was will ich als Erfahrung am Inhalt ermöglichen?**

Auch im zweiten Schritt setze ich an meiner Einschätzung als Lehrende/r an:

- Wie beurteile ich die Spannweite, Zielrichtung, Tiefe und Breite der inhaltlichen Aspekte?
- Aus welchem Blickwinkel nähere ich mich dem Lernstoff?
- Welches Bezugssystem verwende ich dabei (z. B. wissenschaftliche oder erlebnisbezogene Rekonstruktion)?
- Mit welcher Aufgabe, welcher Problemstellung gehe ich an den Inhalt heran?
- Ist es notwendig, das Wissen, das im Thema steckt, ständig verfügbar zu haben?
- Genügt es, wenn man weiß, wo bestimmte Informationen zu finden sind, wenn man/frau sie benötigt?

### 3. Wie setze ich das Thema mit dem bisherigen und zukünftigen Prozeß der Gruppe in Beziehung?

- Welche Interessen und Fragen standen im Raum?
- Woran kann ich anknüpfen?
- Welchen Faden kann ich aufnehmen und weiterführen?
- Wo steht die Gruppe emotional? Wie war die Balance?

### 4. Aus welchem zeitlichen Blickwinkel will ich an das Thema herangehen?

Das Arbeiten am Unterrichtsinhalt wird sich vor dem Hintergrund folgender Blickwinkel entfalten:

***Blick zurück auf die Vergangenheit (dort und damals):***

Hier soll das Thema ermöglichen, das lebensgeschichtliche Gepäck an Vorerlebnissen und Vorerfahrungen zu mobilisieren und besprechbar zu machen.
Z.B.: Was löst das Thema in mir aus? Welche Erfahrungen/Erinnerungen verbinde ich damit?

***Blick auf die Gegenwart (hier und jetzt):***

Der Bezug zum aktuellen Erleben kann durch entsprechende Themenimpulse hergestellt werden, z.B. Wie geht es mir jetzt gerade/zur Zeit mit dem Thema? Wie beeinflußt mich vorher Gelerntes in der Heute-Situation? Themen haben hier eher den Charakter von Bestandsaufnahmen.

***Blick in die Zukunft (da und später):***

Mit entsprechenden Themenformulierungen wird das „Anders-machen-Können" und das Anwenden von neuem Wissen in der Praxis gefördert.

- Welche Handlungsmöglichkeiten sehe ich?
- Wie will ich mein neues Wissen nutzen?

Um den Prozeß der Themenformulierung zu erläutern, möchte ich die „Kriterien für eine gute Themenformulierung" sowie das „Stufenmodell der Themenformulierung" von Zollmann (1979) wiedergeben:

**Das Thema sollte:**

- verständlich, klar und kurz genug sein, um im Gedächtnis zu bleiben;
- konkret und nicht abstrakt sein;
- situationsentsprechend sein – d. h. in der Luft liegende Probleme nicht übergehen, aber auch keine Probleme schaffen;
- realitätsgerecht sein – nicht utopisch oder zu phantastisch;
- subjektiviert sein – d. h., daß jeder selbst seine Beziehungen dazu herstellen kann;
- stimulierend sein, d. h. Aufforderungscharakter haben: „beschäftigt euch mit mir";
- positiv formuliert sein, damit es konstruktive Möglichkeiten bietet (sonst werden wir Dauerparkierer vor der Klagemauer);
- weit oder eng gesetzt sein, dem Sinn und Zweck des Arbeitsvorgangs entsprechen;
- einen Bezug zum Hier und Jetzt haben, aber den Bezug zur Vergangenheit und Zukunft nicht ausschließen;
- nicht nur ins Denken führen, sondern das Gefühl mitansprechen;
- nicht banal sein, weil das langweilt;
- keine Erwartungen enthalten, denn Erwartungen erzeugen eine passive Haltung;
- beide Seiten der Medaille enthalten: z. B. Angst *und* Freude, Vorteile *und* Nachteile.

**Stufenmodell der Themenformulierung** (nach Zollmann)

1. Stufe: *Was will ich tun?*
Arbeitstitel, Horizont, Aufgabe;
Ziel, Wege zu finden!

2. Stufe: *Was will ich nicht?*
(Was belastet, was verführt?)
Eingrenzung – was ist überflüssig?

3. Stufe: *Was will ich genau?*
Konkretisierung, Präzisierung – präzise, aber nicht zu kurz;
Rest kann möglicherweise in der Einführung erwähnt werden.

4. Stufe: *Es geht kürzer.*
Kürzung, Kürzung, Kürzung.
Es muß aber noch etwas übrigbleiben.

5. Stufe: *Wo klemmt es noch?*
Prüfung der Kriterien als Hilfe zur Themenformulierung.

6. Stufe:   *Wie sage ich es einprägsam?*
   (sprachlich, emotional, situationsgerecht);
   letzter Schliff und Pfiff –
   lyrisch, komisch, paradox, sprichwörtlich, mundartlich.
   Du darfst kreativ sein!
   Diese Stufe wird selten erreicht – sog. „Sternstunde".

Endprodukt eines Themenformulierungsprozesses zum Einstieg in das Thema Operationsvorbereitung könnte z. B. sein:

- Was braucht der Patient?
- Was brauche ich?
- Wie erkenne ich unsere Bedürfnisse?

Ruth Cohn sieht in der TZI primär keine Methode, sondern eine menschliche Grundhaltung, die sich im alltäglichen Lernen und Arbeiten ausdrückt. Eine Anwendung von TZI setzt die subjektive Verarbeitung der Grundannahmen des Konzepts voraus. Eine rein methodisch-instrumentelle Anwendung der TZI geht deshalb an der Absicht des Konzepts vorbei.

Das zugrundeliegende Menschenbild sieht das *Ich* als eine psychobiologische Einheit, das im Spannungsfeld von Autonomie (Eigenständigkeit) und Interdependenz (Anteilhaftigkeit) existiert. Bewußtes Wahrnehmen und Handeln wird als Postulat aus diesem Verständnis vom Menschen abgeleitet.

Unter dem Gesichtspunkt der Integration von TZI in den Bildungsbereich ist das Postulat „Störungen haben Vorrang" besonders bedeutungsvoll. Die Ganzheit des Menschen wird ernst genommen, indem versucht wird, Gefühle, Ideen, körperliche Empfindungen zu thematisieren und zu integrieren.

Die von Cohn formulierten **Hilfsregeln** sollen die Realisierung der oben genannten Postulate in Gruppen und Klassen fördern. Sie haben eine Orientierungsfunktion, sollen aber nicht als Regelkatalog übergestülpt werden:

- Vertritt dich selbst in deinen Aussagen; sprich per „ich" und nicht per „man" und per „wir".
- Wenn du eine Frage stellst, sage, warum du fragst und was deine Frage für dich bedeutet. Sage dich selbst aus und vermeide das Interview.
- Sei authentisch in deinen Kommunikationen. Mache dir bewußt, was du denkst und fühlst und handle eigenständig.
- Halte dich mit Interpretationen von anderen solange wie möglich zurück. Sprich statt dessen deine persönlichen Reaktionen aus.
- Sei zurückhaltend mit Verallgemeinerungen.
- Wenn du etwas über das Benehmen oder die Charakteristik eines anderen aussagst, sage auch, was es dir bedeutet, daß er so ist, wie er ist (d. h wie du ihn siehst).

- Seitengespräche haben Vorrang. Sie stören und sind meist wichtig. Sie würden nicht geschehen, wenn sie nicht wichtig wären.
- Wenn mehr als einer gleichzeitig sprechen wollen, verständigt euch in Stichworten, worüber ihr zu sprechen beabsichtigt (Cohn 1975, S. 121–128).

**Literatur zum Thema „Themenzentrierte Interaktion im Unterricht"**

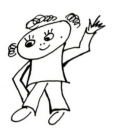

Birmelin R et al. (Hrsg) (1990) Erfahrungen lebendigen Lernens. Grünewald, Mainz

Cohn R (1989) Es geht ums Anteilnehmen. Herder, Freiburg i. Br.

Dzick E (1975) Themenzentrierte interaktionelle Methode (R. Cohn) im Mathematikunterricht – ein Erfahrungsbericht. Gruppenpsychother Gruppendyn 9:156–164

Garlichs A (1976) Gruppentherapeutische Ansätze im Unterricht. In: Popp W (Hrsg) Kommunikative Didaktik. Beltz, Weinheim Basel, S 235–260

Knoll J (1977) Gruppentherapie und pädagogische Praxis. Ansätze, Arbeitsformen und Konsequenzen für die Arbeit mit Gruppen in Schule und Erwachsenenbildung. Klinkhardt, Bad Heilbrunn

Langmaack B, Braune-Krickau M (1987) Wie die Gruppe laufen lernt. Psychologie-Verlags-Union, München Weinheim

Stollberg D (1982) Lernen, weil es Freude macht – Eine Einführung in die Themenzentrierte Interaktion. Kösel, München

## 3.1.2 Prinzip des erfahrungsbezogenen Lernens

Erfahrungsbezogener Unterricht soll die Aneignung und Verarbeitung von Erlebnissen und Erfahrungen in bezug auf die Unterrichtsinhalte ermöglichen. Ausgangsthese ist, daß durch eigenes E*rleben,* E*rfassen* und Be*greifen* Denkprozesse von größerer Dichte und Intensität ermöglicht werden als nur durch *Nach*denken und *Über*legen.

Bei der Unterscheidung von Erlebnissen und Erfahrungen beziehe ich mich auf die Ausführungen von Negt. Demnach bilden Erfahrungen nicht einfach die erlebte Realität ab, sondern sind Ergebnisse einer spezifischen Produktionsform von Realität (Negt 1978, S. 43/44). Erfahrungen bilden sich in der Auseinandersetzung mit der Realität und beinhalten individuelle und gesellschaftliche Aspekte. Im Blick auf organisierte Lernprozesse sind die Momente der Erfahrungsproduktion (sinnliche Empfindung, Erkenntnis, Kollektivität und Handlungsperspektive) als lerntheoretische Prämissen bedeutungsvoll.

Dieser Ansatz geht davon aus, daß jeder Fachinhalt, der zum Unterrichtsthema wird, mit Erfahrungen verknüpft ist, die Menschen zu verschiedenen Zeiten und in bestimmten Lebenszusammenhängen gemacht haben.

Auch Schüler und Lehrer verbinden mit bestimmten Inhalten persönliche Erinnerungen, Erlebnisse, Gefühle und Wertungen. Es gilt dies als konstitutives Element organisierter Lernprozesse zu verstehen und ihnen einen entsprechenden Stellenwert zuzuschreiben. Dabei ergeben sich u. a. folgende Fragen: Welche Erlebnisse verbinden sich mit dem Unterrichtsinhalt? Welche gemeinsamen Erlebnisse könnten Ausgangspunkt der thematischen Auseinandersetzung werden? Welches Wissen steht bereit bzw. muß bereitgestellt werden, um Erlebnisse, Phantasien und daraus resultierende Einstellungen im Lichte historisch-gesellschaftlicher Zusammenhänge reflektieren zu können?

Da Schule selbst ein Erfahrungsfeld ist, soll auch dem Erleben im Unterricht stärkere Beachtung geschenkt werden. Hier spielen besonders zwischenmenschliche Erfahrungen in der Beziehung Schüler/Lehrer und Schüler/Schülerin eine Rolle.

Um Erlebnisse und Erfahrungen verarbeiten zu können, müssen bestimmte Lernformen berücksichtigt werden. Es ist wichtig, daß Schüler nicht nur sprachlich, sondern auch sinnlich-praktisch handeln und lernen.

Dabei geht es nicht um institutionell produzierte Scheinerfahrungen, die als Vehikel zum Erreichen starr vorgegebener Ziele dienen sollen. Dazu sind Lernverfahren – nach Scheller (1981) Aneignungs- und Verarbeitungsweisen – geeignet, die das Besondere (Erlebnisse, Phantasien) und das Allgemeine (gesellschaftliche Zusammenhänge) in ihrer Vermittlung zeigen und nicht in ein hierarchisches Verhältnis setzen.

Vorschläge für Verarbeitungsweisen sind z. B.: schreiben, photographieren, spielen, literarische Texte heranziehen usw.

Im Blick auf die Krankenpflege kann die Betroffenheit durch Krankheit und Sterben z. B. durch das Wirkenlassen literarischer Zeugnisse (z. B. Noll 1984; Wander 1980) auf emotionaler und intellektueller Ebene verarbeitet werden.

Mit der methodischen Form der Veröffentlichungsweisen sollen die Erfahrungen, Erkenntnisse und Standpunkte, die im Verarbeitungsprozeß entstanden sind, anderen zugänglich gemacht werden. Dadurch lernen die Schüler, ihren Standpunkt zu formulieren, zu vertreten und anderen verständlich zu machen (z. B. durch Theaterstücke, Ausstellungen usw.). Wenn Ergebnisse (Erkenntnisse, Einsichten usw.), die durch dieses Vorgehen erreicht werden sollen, vorher bereits festliegen, wird Erfahrung manipuliert und schulischer Steuerung und Kontrolle unterworfen. Hier liegt eine große Versuchung und Gefahr dieses Ansatzes. Wenn bisher weitgehend aus dem Unterricht verbannte (private) Elemente in den Lernprozeß einbezogen werden sollen, ist Vorbedingung, daß diese nicht inhaltlich bewertet und dominiert werden dürfen.

Da in schulischen Institutionen Mechanismen der Verwaltung und Verdinglichung des Menschen wirksam werden, ist größte Wachsamkeit geboten, um erfahrungsbezogenes Lernen nicht zu einem Anpassungsinstrument werden zu lassen. Illich (1978) warnt in diesem Zusammenhang vor einer weiteren Verschulung und Verwaltung des Lebens.

Die Chance dieses pädagogischen Prinzips liegt darin, Lernen als Entdeckungsreise zu erleben. Auf den einzelnen Reiseetappen lassen sich viele Wege erkunden, Körperliches und Seelisches, Intellekt und Intuition, individuelles Erleben und gesellschaftliche Zusammenhänge zu verbinden. Es gilt, andere (neue und vergessene) Quellen des Lernens zu erschließen (z. B. Vorstellungskraft, Geschichten erzählen, träumen), die in einem kreativen Prozeß zwischen Phänomenen der äußeren Welt und der inneren Erfahrung Brücken bauen helfen.

Das zieht auch eine Veränderung der Kommunikationsperspektive nach sich. Lehrende sind eher gewohnt, zu sprechen und zu zeigen als zuzuhören und zuzuschauen. Beim Experimentieren mit dieser Lernform ergibt sich eine andere Gewichtung. Das bedeutet, sich nicht nur über Sprache zu verständigen, sondern andere symbolische Formen (z. B. Bilder, Spiele, Musik, Bewegung) sprechen zu lassen. Dabei werden die Lehrenden für sich und im Austausch mit den Schülern entscheiden müssen, inwieweit sie Übungsformen (z. B. aus dem Tai Chi Chuan oder Chakraübungen), Anleihen aus dem Bereich Literatur (z. B. Märchen) sowie verschiedene Darstellungsformen (z. B. Pantomime, Tanz) in den Unterrichtsalltag integrieren wollen und können.

### 3.1.3 Prinzip des situationsbezogenen Lernens (Verwendungsbezug)

Der Gemeinplatz, daß Schule auf das Leben vorbereiten soll, gewinnt in der beruflichen Bildung spezifische Bedeutung.

Für die Vorbereitung auf einen Beruf ist es zwingend, sich an den Qualifikationen zu orientieren, die erforderlich sind, um berufliche Alltags- und Problemsituationen zu meistern.

Ich beziehe mich auf diesen Ansatz, um einer einseitigen Erfahrungsorientierung vorzubeugen. Erfahrungsbezug und Situationsorientierung müssen nicht gegenläufig wirken und schließen einander nicht aus, sondern ergänzen sich bei reflektierter Anwendung. Der Erfahrungsbezug leitet sich als Konsequenz aus einer ganzheitlichen Betrachtung des Lernens ab, während der Situationsbezug auf die berufliche Handlungskompetenz abzielt. Diese pädagogische Tradition umfaßt verschiedene Ansätze, die unterschiedlichen pädagogischen Richtungen folgen:

- Die *didaktisch-methodische Orientierung, die sich auf zukünftige Lebens- und Berufssituationen bezieht,* sieht das Kernproblem von Bildungszielen und -inhalten in der Ermittlung von Lebens- und Berufsqualifikationen (Robinsohn 1967). Entscheidungshilfen erhofft man sich dabei von den Wissen-

schaften, die Kriterien für die Auswahl bedeutsamer Bezugssituationen sowie Aussagen über das erforderliche Verhalten in diesen Situationen bereitstellen sollen.
- Die *Orientierung an gegenwärtigen und kurzfristig bevorstehenden Situationen* sieht den aktuellen Erlebnis- und Erfahrungshorizont als Ausgangspunkt von Ziel-, Inhalts- und Methodenentscheidungen im Vordergrund (z. B. Curriculum Soziales Lernen des Deutschen Jugendinstituts).
Kriterien für die Auswahl relevanter Situationen sind u. a. Aktualität, Realitätsbezug, Breite des Handlungsspielraums sowie Aspekte lebensgeschichtlich häufig auftretender emotionsbeladener Probleme.
- Die *Orientierung am Erfahrungsfeld des schulischen Lernens* stellt die Unterrichtssituation als Lernmöglichkeit in den Mittelpunkt. Dabei geht es vorwiegend um Inhalte und Ziele des sozialen Lernens. Diese Richtung wird z. B. von Vertretern der kommunikativen Didaktik verfolgt (Wagner 1976; Popp 1976). Das Zusammenleben und -lernen macht Möglichkeiten und Probleme zwischenmenschlicher Beziehungen deutlich. Im Sinne dieses Ansatzes wird die konkrete Unterrichtssituation genutzt, um Aspekte des sozialen Lernens (z. B. Kooperation) zu thematisieren.

Die erstgenannte Orientierung an zukünftigen Lebenssituationen richtet schulische Inhalte stark an wissenschaftlichen Aussagen und normativen Setzungen aus. Dieses wissenschaftsorientierte Vorgehen wurde häufig Gegenstand kritischer Anmerkungen. Denn das wissenschaftliche Herangehen an Alltagssituationen stellt nur *eine* mögliche Perspektive des Zugangs zur Realität dar. Es muß gefragt werden, inwieweit die Objektivität und Aussagekraft fachwissenschaftlicher Aussagen vor dem Hintergrund forschungspolitischer Interessen und der zwangsläufigen Verengung des Blickfelds relativiert werden müssen.

Ein weiterer Gesichtspunkt, der ein kritisches Umgehen mit diesem Ansatz erfordert, ist die Gefahr der Technisierung und Funktionalisierung des Unterrichts. Wenn Lernprozesse, bezogen auf genau definiertes Verhalten in bestimmten Verwendungssituationen, ein starres Fixieren auf fest vorgegebene Lernziele und -inhalte beinhalten, werden persönliche Zugänge erschwert. Lernen kann so unter dem Vorzeichen wissenschaftlich gesicherter Aussagen und Entscheidungen Lehrende und Lernende instrumentalisieren und keinen Raum für eigene Entscheidung und Kreativprozesse lassen. Lerntheoretisch betrachtet ist es unbestritten, daß der Situationsbezug durch die aktuelle Betroffenheit des Lernenden aufmerksamkeitssteigernd wirkt. Aus diesem Grund beziehe ich mich auf diesen pädagogischen Ansatz. Dabei lehne ich mich jedoch stark an die beiden letztgenannten Orientierungen an. Sie erlauben eine gute Verknüpfung mit erfahrungsbezogenen und ganzheitlich ausgerichteten Gesichtspunkten.

# 3 Anmerkungen zum pädagogischen Hintergrund

An der Kaderschule für die Krankenpflege des SRK in Aarau wird seit mehreren Jahren ein situationsorientierter Ansatz in der Lehrer- und Lehrerinnenausbildung erprobt (Schwarz-Govaers 1986). Mit diesem Konzept ist eine gute Integration berufsbezogener Situations- und Handlungsorientierung sowie teilnehmerorientierter biographisch-erfahrungsbezogener Prinzipien gelungen.

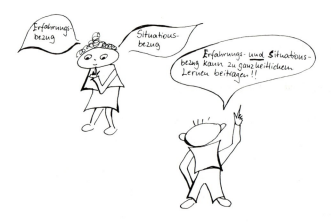

# 4 Umsetzungsbedingungen erfahrungsbezogenen Lernens in der Krankenpflegeausbildung

## 4.1 Institutioneller Rahmen

### 4.1.1 Gesellschaftliche Funktion der Krankenpflegeschule

Schule als Institution bildet den Rahmen für organisiertes Lernen. Im Gefüge des staatlichen Bildungssystems nimmt die Schule u. a. 3 Funktionen wahr (Groddeck 1975):

- Qualifikationsfunktion,
- Selektionsfunktion,
- Integrationsfunktion.

Diese Funktionen gelten auch für die Krankenpflegeschule als berufsbildende Institution.

**Qualifikationsfunktion**

Ziel der Krankenpflegeschule ist es, für die Tätigkeit in der allgemeinen Krankenpflege zu qualifizieren. Im Rahmen der gesetzlichen Bestimmungen sollen ausreichende theoretische und praktische Lernangebote geschaffen werden, um den Schülern einen Berufsabschluß zu ermöglichen und sie zur Ausübung des Berufs zu befähigen. Die genauen Bedingungen, unter denen der Beruf erlernt werden soll, finden sich meist in den Schulordnungen. Neben der Fähigkeit zur Ausübung pflegerischer Tätigkeiten fehlt in keiner mir bekannten Schulordnung die Zielangabe, Schüler in ihrer sozialen Einstellung zum einzelnen und zur Gesellschaft fördern zu wollen.

**Selektions- und Integrationsfunktion**

Neben der Qualifikationsfunktion hat die Institution Krankenpflegeschule auch eine Selektions- und Integrationsfunktion und beteiligt sich somit an der Verteilung von Berufs- und Aufstiegschancen. Das geschieht durch Aufnahmekriterien und -verfahren sowie durch Leistungs- und Prüfungsanforderungen und deren Bewertung.

Im Blick auf die Integrationsfunktion der Krankenpflegeschule sind von den Schülern gewisse Anpassungsleistungen gefordert. Sie sollen die Normen innerhalb der Institutionen Schule und Krankenhaus möglichst reibungslos verinnerlichen und die erwünschten sozialen Verhaltensweisen zeigen.

Auf gesamtgesellschaftlicher Ebene ist Ziel dieser Sozialisationsfunktion eine Integration der jungen Menschen in die Gesellschaft. Es geht dabei um die Entwicklung solcher Bewußtseinsstrukturen und Interessenlagen, die für Stabilität oder Wandel schulinterner und schulexterner Verhältnisse bedeutsam sind. In diesem Zusammenhang läßt sich die These aufstellen, daß das Ziel der Krankenpflegeschule weniger darin liegt, die Schüler auf ihren zukünftigen Beruf vorzubereiten, als sie an gesellschaftliche Normen anzupassen. Das erfolgreiche Bestehen des Examens hat für die Schule einen höheren Stellenwert als die tatsächliche Qualifikation für die Berufspraxis. Die Schüler sollen in erster Linie den Prüfungsanforderungen genügen können. Ein gutes Examen ist für das Selbstbild und Selbstverständnis der Schule entscheidend. Wenn man dabei berücksichtigt, *was* mitunter geprüft wird, hat das mit beruflicher Qualifikation wenig zu tun.

### 4.1.2 Innere Struktur der Krankenpflegeschule

Neben der gesellschaftlichen Funktion der Krankenpflegeschule ist als Rahmenbedingung die innere Struktur der Institution Krankenpflegeschule zu berücksichtigen. Hier interessieren besonders

- die Kommunikationswege,
- die Gratifikationssysteme,
- die Kontroll- und Sanktionssysteme.

**Kommunikationsstruktur**

Die Kommunikationsstruktur ist vertikal organisiert, zweckorientiert und blendet individuelle Bedürfnisse weitgehend aus. Das Informationsmonopol liegt bei der Schulleitung und hat zur Folge, daß Informationen gefiltert nach unten weitergegeben und somit gesteuert werden können. Dementsprechend sind im Rahmen der schulischen Verwaltungsbürokratie vorgeschriebene Wege der Informationsweitergabe (der sog. Dienstweg) einzuhalten.

**Gratifikationssystem**

Ein soziales System ist nur leistungsfähig und kann seine Ziele nur erreichen, wenn es seine Mitglieder extrinsisch zur Beitragsleistung motiviert (z. B. durch Entgelt, Prestige usw.). Die von der Krankenpflegeschule in Aussicht gestellten Gratifikationen (gute Noten, Bestehen der Zwischenprüfungen, Aussicht auf Bestehen des Examens) sollen die Schüler zur Mitarbeit motivieren. Der Erwerb der Mitgliedschaft in der Institution bedeutet, daß die Beurteilung und Bewertung der Aktivitäten der Schulmitglieder nach der Zweckdienlichkeit in bezug auf das erklärte Schulziel geschieht. Was dessen Erreichung gefährden könnte, gilt als Störfaktor und wird mit negativen Sanktionen belegt (z. B. bei Verweigerung einer Leistungskontrolle). Schulversagen wird als individuelle Unfähigkeit oder Desinteresse interpretiert, die mit Gratifikationen versehene Verhaltensmuster zu erfüllen. Weil man sich der Schule und ihrem Ziel versagt, wird man als Schulversager angesehen.

**Kontroll- und Sanktionssysteme**

Das Kontrollsystem, in das die Schüler eingebunden sind, umfaßt folgende Bereiche:

- Leistungskontrollen,
- Beurteilung des praktischen Einsatzes,
- Disziplinierungsmaßnahmen bei Unpünktlichkeit, unentschuldigtem Fehlen, undiszipliniertem Verhalten usw.

Häufig sind sanktionierende Maßnahmen bei bestimmten Verstößen, z. B. unentschuldigtes Fehlen, unterlassene Krankmeldung oder Verstöße gegen die Schulordnung, im Ausbildungsvertrag festgehalten. Das Ausmaß der Sanktionen reicht vom schriftlichen Verweis bei unentschuldigtem Fernbleiben von der Schule bis zur Auflösung des Ausbildungsverhältnisses bei groben Verstößen gegen die Schulordnung.

Auch die hauptamtlichen Lehrkräfte sind in das Kontroll- und Sanktionssystem eingebunden. Die Kontrolle der Tätigkeit der Lehrkräfte durch die Leitung der Schule bezieht sich mehr auf nebenunterrichtliche Tätigkeiten als auf den Unterricht selbst. Hier findet sich ein Phänomen, das Fuhr (1975) als „Umdeutung außerdidaktischer Funktionen" bezeichnet. Disziplinierungsmaßnahmen werden oft didaktisch begründet, obwohl sie eher Integrationsfunktion haben. Dieser Sachverhalt wird häufig verschleiert.

Eine Lehrkraft, die ihre Klassenbücher sorgfältig führt und ihre Klasse gut diszipliniert hat, genießt von seiten der Leitung häufig mehr Ansehen als eine Kollegin, die im Rahmen ihrer didaktischen Planung die Schüler stärker miteinbezieht.

Das soziale Prestige innerhalb des Kollegiums bezieht sich selten auf die Qualität der Unterrichtsvorbereitung, -durchführung und -nachbereitung. Die fachliche Kritik setzt häufig nicht am Kern der Berufstätigkeit an, sondern an Nebentätigkeiten, die scheinbar besser objektivierbar sind.

> Die Krankenpflegeschule ist in ein Netz gesellschaftlicher und bürokratischer Notwendigkeiten eingebunden, die das Schwergewicht eher auf Verwaltungsorganisation als auf Lernorganisation verlagern. Lehrende und Schüler werden im Sinne des Institutionszieles gut „verwaltet". Von ihnen wird in erster Linie gefordert, entsprechend den schulischen Normen zu funktionieren und einen positiven Beitrag zur Außendarstellung der Schule zu leisten.

## 4.2 Lehrpläne/Stoffumfang

Die legislative Grundlage der Ausbildungsregelung (Krankenpflegegesetz und Ausbildungs- und Prüfungsordnung) ermöglicht den Krankenpflegeschulen eine relativ freie Gestaltung der theoretischen Ausbildung. Sie sind somit nicht an starre Lehrpläne und fest vorgegebene Lernziele und -inhalte gebunden. Das Fehlen verbindlicher Lehrpläne bzw. empirisch gesicherter didaktischer Kriterien zur Lernstoffbestimmung ist einerseits ein Mangel, der Klarheit über gemeinsame Orientierungen und notwendige Vereinheitlichungen verhindert. Diese Tatsache hat aber auch einen positiven Effekt. Da der staatliche Einfluß auf Stoffauswahl und Zielsetzungen relativ gering ist, ergeben sich Freiräume zur Schwerpunktsetzung.

Im Blick auf die Realisierung der vorher skizzierten Lernform muß jedoch das Argument bedacht werden, daß der hohe Theorieanteil der Ausbildung zwingt, den Unterricht straff durchzuorganisieren. Die Notwendigkeit des „Mithaltens" der Krankenpflege mit dem medizinisch-technischen Fortschritt hat das als berufsrelevant erachtete Wissen ständig erhöht. Daneben brachte die Einsicht in die Wichtigkeit der Anbahnung psychosozialer Kompetenzen (z. B. Fähigkeit, einfühlsam zuzuhören, Fähigkeit, Bedürfnisse wahrzunehmen und zu erfassen, Fähigkeiten, partnerschaftlich zu kommunizieren usw.) eine intensivere Auseinandersetzung mit den sozialwissenschaftlichen Grundlagen mit sich.

Angesichts des zunehmenden Stoffumfangs erscheint es utopisch, eine Lernform in die Ausbildung zu integrieren, die mehr Zeitaufwand benötigt. Als methodische Form bietet sich eher der „Paukunterricht" an, der wie im Bild des „Nürnberger Trichters" möglichst viel Wissen in möglichst kurzer Zeit vermittelt.

Daß diese Art des Unterrichts zur Bewältigung des Berufsalltags meist wenig Handwerkszeug bereithält, fällt auf den ersten Blick nicht auf. Häufig handelt es sich dabei um prüfungsbezogenen Lernstoff, der oft nur in zeitlicher Nähe zum Prüfungstermin abrufbar ist.

Vor diesem Hintergrund sind zeitsparende Vermittlungsformen nicht so effektiv, wie allgemein angenommen wird. Das Argument: „Zeitknappheit und Stoffumfang" ist somit nicht mehr so schlagkräftig.

Ich möchte nun einige Vorschläge skizzieren, die es ermöglichen, Handlungsspielräume für erfahrungsbezogenes Lernen zu erkennen oder neu zu beschaffen:

- Ein erster Ansatzpunkt liegt im Krankenpflegeunterricht. *Hier steht die Vorbereitung auf das pflegerische Tun im Mittelpunkt.* Ausgehend von der Überlegung, daß praktische Fähigkeiten und Fertigkeiten nur im handelnden Vollzug gelernt werden, kann ein großer Teil des sog. theoretischen Krankenpflegeunterrichts am Krankenbett stattfinden. Die Problematik und die Widerstände im Hinblick auf klinische Anleitung und klinischen Unterricht sind mir sehr vertraut. Es erscheint jedoch im Lichte lerntheoretischer Erkenntnisse und im Interesse einer praxisbezogenen Ausbildung nötig, Pflegehandlungen nicht nur zu bereden und zu demonstrieren, sondern entsprechend vorbereitet und begleitet Handlungsvollzüge in der konkreten Praxissituation zu erleben und selbst einzuüben. Hier existieren inzwischen Konzepte, die im Krankenhausalltag bereits praktiziert werden.
- Ein weiterer Ansatzpunkt, der eine Entlastung von der Stoffülle mit sich bringt, ist die Durchforstung der Lehrpläne nach den Kriterien der Berufsrelevanz. Das ist sicher kein kurzfristiges Unterfangen, denn eine *umfassende Lehrplanrevision* erfordert einen intensiven Reflexionsprozeß. Bei genauem Hinsehen werden wir jedoch überlieferte Inhalte finden, die wir getrost weglassen können. Hier möchte ich besonders die medizinischen Grundlagenfächer mit der Frage durchleuchten: Welches Wissen braucht der/die Pflegende, um verantwortungsvoll und einsichtsvoll pflegerisch handeln zu können? So ist z. B. fraglich, ob eine Krankenschwester wissen muß, welche Schnittführungen in der chirurgischen Operationspraxis vorkommen oder wie ein EKG ausgewertet wird. Ich berühre damit einen neuralgischen Punkt, der das grundlegende Problem der Medizinorientierung der Krankenpflege betrifft. Aber ich denke, daß wir uns dieser Frage im Interesse unserer beruflichen Eigenständigkeit immer wieder stellen sollten. Ein Problem, das für eine Integration erfahrungsorientierter Lernformen spricht, ist die Frage nach der Effektivität des theoretischen Unterrichts. „Das habe ich nun schon 2mal mit den Schülern besprochen, und sie haben es immer noch nicht wiedergeben können." – Diese und ähnliche Aussagen wird man von Lehrenden aller Schulbereiche irgendwann einmal gehört

haben. Organisiertes Lernen wird sicher nie die tief eingeprägte und mit der eigenen Geschichte eng verknüpfte Erfahrung situativen spontanen Lernens (z. B. Begegnungen mit Menschen, Naturerfahrungen, Auseinandersetzung mit einem Neugier erweckenden Gegenstand) hervorbringen. Doch wenn Lerninhalte im Laufe einer 3jährigen Ausbildung mehrmals wiederholt werden müssen, ist zu fragen, ob der Lernstoff in einer adäquaten Vermittlungsform angeboten wurde. Ich will erfahrungsbezogenes Lernen nicht als Garanten meßbar besserer Lernergebnisse darstellen. Doch die Erfahrungen mit dieser Lernform zeigen, daß der Lernprozeß zwar zeitaufwendiger ist, das Gelernte dann aber gut mit den eigenen Erfahrungen verknüpft ist und nicht mehr so leicht vergessen wird. Bisher fehlen jedoch breiter angelegte empirische Untersuchungen, die diese Aussagen untermauern.

Unter Berücksichtigung der oben genannten Punkte stellt der enorme Stoffumfang der Krankenpflegeausbildung keinen ernsthaften Hinderungsgrund dar, erfahrungsorientierte Ansätze zumindest schrittweise zu integrieren.

## 4.3 Individuelle Ebene des Lehrers

Der Umgang mit erfahrungsbezogenen, die Gefühlsebene einbeziehenden Lernformen stellt an den Lehrenden andere Anforderungen als Methoden, die vorwiegend die kognitiv verarbeitende Ebene ansprechen.

Eine grundlegende Frage wird sein, inwieweit die Umstellung auf stärker erfahrungsbezogene Lernformen dem eigenen Berufsverständnis und der Vorstellung von schulischem Lernen entspricht. Denn der Einsatz dieser Lernform erfordert eine Auseinandersetzung mit der eigenen beruflichen Identität. Sie läßt sich nicht als eine weitere methodische Variante einem Unterrichtsstil zuordnen, der eigene und Schülerbedürfnisse nicht ernst nimmt, der Menschen verwaltet und die persönlichkeitsbildenden Seiten von Lernprozessen vernachlässigt.

Der Lehrende ist mit seinem eigenen Erleben und Fühlen gefragt und kann sich bei dieser Art des Unterrichts nicht mehr so perfekt hinter der Lehrerrolle verstecken. Durch das Wahrnehmen und Verarbeiten ganz individueller Empfindungen wird der Unterricht lebendiger und farbiger, aber auch weniger voraussehbar und kontrollierbar. Für den Lehrenden bedeutet das, die eigene Sicherheitsschwelle zu überwinden, die davor schützt, zuviel von sich selbst zu zeigen. Es erlaubt auch nicht, die Lernprozesse von Schülern zu formalisieren und zu normieren. Je nach Lehrerpersönlichkeit wird es deshalb unterschiedlich gut gelingen, den Schülern mehr Verantwortung für den eigenen Lernprozeß zu geben. Gefragt ist einerseits mehr Professionalität im Einsatz und im Umgang mit lebendigen Lernformen, andererseits weniger professionelles Verhalten im zwischenmenschlichen Bereich. Freude am Experimentieren, eine große Portion Kreativität und die Bereitschaft zur Offenheit sind gute Voraussetzungen, um sich auf diese Lernform einzulassen.

## 4.4 Individuelle Ebene der Schüler

Erfahrungsbezogenes Lernen wird als ungewohnte Lernform bei vielen Schülern Unsicherheit auslösen. Im Laufe ihrer Schulgeschichte haben Schüler das Leistungsprinzip als Orientierungslinie schulischen Lernens verinnerlicht. Sie haben sehr eindrucksvoll gelernt, daß vorwiegend reproduzierbares Wissen zählt. So können bei Schülern Ängste auftreten, für die Prüfung nicht genügend Wissen vorweisen zu können (Zöller 1979).

Da erfahrungsbezogene Lernprozesse nicht unmittelbar überprüfbar sind, liegen sie quer zu leistungsbezogenem Denken und Fühlen. Die persönlichkeitsbildenden Aspekte der Berufsausbildung haben vor dem Hintergrund bisheriger Schulerfahrungen an Bedeutung verloren. Die Erfahrung mit der Institution Schule hat die Art des Zugriffs auf die Umwelt geformt. So ist das körperfeindliche, abstrakt-zergliedernde Organisieren von Lernprozessen zur Norm geworden. Schüler haben während ihrer Schulzeit vielleicht einige Reformbestrebungen der Pädagogik, die inzwischen mehr oder weniger gescheitert sind, am eigenen Leibe erlebt. Da gutgemeinte Ansätze angesichts der institutionellen Strukturen und des gesamtgesellschaftlichen Wertsystems häufig auch zu Anpassungs- und Kontrollinstrumenten wurden, reagieren Schüler mißtrauisch auf methodische Neuerungen. Ihre Bedenken richten sich häufig auch darauf, daß durch neue Lehrertricks wieder einmal mehr Effektivität aus ihnen herausgeholt werden soll.

Diese Fragen müssen mit den Schülern offen diskutiert werden. In diesem Zusammenhang ist auch ein schrittweises und behutsames Heranführen an diese Form des Lernens notwendig. Der Umgang mit dieser Lernform muß ein gemeinsamer Lernprozeß von Lehrern und Schülern sein, der *das* Ausmaß von Offenheit zuläßt, das dem Bedingungsrahmen schulischen Lernens entspricht.

## 4.5 Problembereich Leistungsbeurteilung

In der kritischen Auseinandersetzung mit der 1. Auflage dieses Buches tauchte immer wieder die Frage nach der Leistungsbeurteilung auf. Im Rahmen meiner

Ausführungen kann ich der Komplexität dieses Problemkreises nicht gerecht werden und skizziere hier nur kurz einige Gedanken.

Da beim erfahrungsorientierten Unterricht der pädagogische Scheinwerfer stark auf den Prozeß des Lernens gerichtet ist, greifen ausschließlich ergebnisorientierte Lernkontrollverfahren zu kurz.

Scheller (1981, S. 115) schreibt:

> Die Probleme, die mit der Leistungsbeurteilung für Lehrer und Schüler verbunden sind, können auch im erfahrungsbezogenen Unterricht nur widersprüchlich gelöst werden.

Es führt (noch) kein Weg daran vorbei, entsprechend der Qualifikations- und Selektionsfunktion schulischer Institutionen, Leistungen zu bewerten und Noten zu „verteilen". Zwischen Lehrenden und Schülern/Schülerinnen können ein offener Dialog und die nötige Transparenz in der Bewertung die Problematik etwas entschärfen.

Wenn erfahrungsbezogenes Lernen zur Schulung von Selbst- und Fremdwahrnehmung beiträgt, dann ist die Überprüfung des Lernfortschritts auch unter emanzipatorischen Gesichtspunkten zu sehen. Es ist eine Chance, selbsterfahrungsbezogen den eigenen und gemeinsamen Lernprozeß zu reflektieren und den Lernzuwachs einzuschätzen. Neben den üblichen normorientierten Leistungskontrollen sollten deshalb zunehmend prozeß- und erfahrungsbezogene Verfahren integriert werden.

Da diese Formen in den bisherigen Schulerfahrungen der Schüler/-innen sicher ungewohnt sind, ergibt sich auch hier ein schrittweises Heranführen. Hilfreich ist zunächst eine Einübung in die eigene Selbstreflexion (z. B. in Form eines Lerntagebuchs). Später können dann gemeinsame auswertende Reflexionsphasen eingeplant werden (s. „Prozeßreflektierendes Gespräch" zur Unterrichts-Sequenz 6: Aller Anfang ist schwer, S. 58, 62).

Eine Möglichkeit, die ich exemplarisch kurz skizzieren möchte, ist das *Interwriting* (Cohn 1975, S. 171). Das ist eine Form dialogischen Schreibens, bei der – ohne zu sprechen – Gedanken, Gefühle und Empfindungen schriftlich ausgedrückt werden. Das geschieht in Partnerarbeit und dient als Lernerfolgskontrolle dem gegenseitigen Erinnern an gemeinsame Erfahrungen und dem Überprüfen des Wissensstandes. Muche (1991), der diese Methode in den Literaturunterricht integriert hat, empfiehlt eine Arbeitsphase von ca. 30–40 Minuten. Es finden sich jeweils zwei Partner/-innen, die sich zu den entsprechenden Themen oder Fragen abwechselnd (je ca. 3–4 Minuten) schriftlich äußern.

Diese kooperative und eigenverantwortliche Lernerfolgsüberprüfung könnte sich z. B. an entsprechenden Leitfragen orientieren (z. B. S. 85 zur Unterrichtssequenz 8: Vorurteile – die Sprünge in unserer Brille).

Rumpf (1976) und Scheller (1981) nennen eine Reihe weiterer Dokumentationsformen, die eine Auswertung und Beurteilung des Lernfortschritts ermöglichen. Als schriftliche Dokumentationsformen werden u. a. das Erstellen eines Thesenpapiers, das Schreiben einer Kritik und das Schreiben und Spielen einer Szene aufgezeigt. Rumpf (1976, S. 108) gibt auch einige Hinweise, in welcher Richtung erfahrungsorientierte Lernprozesse beobachtet und bewertet werden können:

> Finden Schüler in der Auseinandersetzung mit einer Vorgabe (einem Text, einer Aufgabe) einen neuen Gesichtspunkt, eine neue Aufmerksamkeitsrichtung (einen Zusammenhang z. B.), eine neue Handlungsmöglichkeit (was man gemeinsam tun könnte, um klarer zu sehen ...)?

Mit diesen kurzen Hinweisen möchte ich Alternativen zur konkurrenzorientierten Leistungsbeurteilung andeuten. Selbstbestimmte kooperative Formen der Leistungskontrolle stehen aber oft im Widerstreit mit den unter 4.1 beschriebenen schulischen Rahmenbedingungen.

So gilt es auch hier, im Unterrichtsalltag nach Bewertungsspielräumen zu suchen, die erfahrungsbezogenem Lernen entsprechen.

# 5 Planungsüberlegungen

Bei der Skizzierung der nun folgenden Unterrichtsbeispiele orientiere ich mich an einem Kurzvorbereitungsmuster (Meyer 1980). Ich wähle bewußt keine der ausführlichen und ausgefeilten „Feiertagsdidaktiken". Diese lesen sich zwar gut, und es lassen sich viele Ansprüche auf Wissenschaftlichkeit und Prägnanz methodisch-didaktischer Planung unterbringen. Doch die Erfahrung zeigt, daß diese Konzepte für den Unterrichtsalltag meist unrealistisch sind und die in der Berufspraxis Stehenden frustrieren, weil sie der geforderten Ausführlichkeit und dem Reflexionsanspruch nicht genügen können.

Da Planung und Reflexion jedoch unverzichtbar sind, möchte ich einige Grundüberlegungen ansprechen, die den Entscheidungs- und Begründungsprozeß strukturieren und Leitlinien für Vorbereitung, Durchführung und Auswertung von Unterricht sein können.

- *Rückschau auf den vergangenen Unterricht*
  (Offene Fragen, schwelende Konflikte, Atmosphäre, Reste u. ä.)
  *Zugang der Schüler zum Thema:*
  Welche Vorstellungen, Interessen, Erfahrungen, Abneigungen könnten die Schüler zu dem Thema haben?
  *Eigener Bezug zum Thema:*
  Welche Gedanken, Gefühle, Erinnerungen löst das Thema bei mir aus?

- *Zielbestimmung*
  Was möchte ich den Schülern vermitteln?
  Welche Lernzielperspektiven sollen berücksichtigt werden?
  *Mögliche Handlungsziele der Schüler:*
  Wie können Schüler ihre Erfahrungen und Wünsche in den Unterricht einbringen?

- *Methodische Planung*
  Wie sollen Einstieg und Abschluß gestaltet werden?
  Welche Arbeitsschritte und Arbeitsergebnisse sind denkbar?
  Wie kann die Unterrichtsauswertung aussehen? Kann sie in den Unterricht einbezogen werden?

Im Blick auf die Auswahl der Lernziele versuche ich, folgende Bereiche zu berücksichtigen:

- *Erzieherische Ebene*
  Welche praktischen Fähigkeiten und Fertigkeiten können die Schüler lernen und üben, um nicht nur etwas über das Thema zu wissen, sondern es anwenden zu können?

- *Persönlichkeitsbildende Ebene*
  Was können die Schüler über sich selbst und für ihre eigene Persönlichkeitsbildung lernen?

- *Kommunikative Ebene*
  Welche Interaktions- und Kommunikationsfertigkeiten und -einstellungen lassen sich anhand des Themas anbahnen und fördern? Lassen sich durch die Arbeit mit dem Thema Arbeitsweisen zeigen und üben, die für das Leben der Schüler sinnvoll sind?

- *Entscheidungsebene*
  Lassen sich im Umgang mit dem Thema Entscheidungsfindungsprozesse simulieren?

Bei der Bearbeitung der Unterrichtsinhalte versuche ich, die unterschiedlichen Perspektiven, die in einem Thema enthalten sind, aufzuspüren.

Hinter den Lerninhalten der Krankenpflege stehen berufliche Traditionen, denen eine bestimmte Sichtweise des Lernstoffzugangs und der Lernstoffbearbeitung zugrunde liegt. Oft ist es schwierig, diese erstarrten inhaltlichen Strukturen darauf zu untersuchen, wodurch sie ihre spezifische Ausprägung erhielten. Eine bestimmte Bearbeitungsweise gilt als selbstverständlich, obwohl Unterrichtsinhalte immer mehrspektivisch sind und verschiedene Bedeutungsschichten enthalten.

Um Lernstoffzugang und -bearbeitung bewußter zu reflektieren, versuche ich, folgende Fragen in die Planung einzubeziehen:

> - Aus welchem Blickwinkel nähern wir uns dem Lernstoff?
> - Welches Bezugssystem verwenden wir dabei (z. B. wissenschaftliche oder erlebnisbezogene Rekonstruktion)?
> - Mit welcher Aufgabe, welcher Problemstellung gehen wir an den Inhalt heran?
> - Ist es notwendig, das Wissen, das in diesem Thema steckt, ständig verfügbar zu haben?

- Benötigen die Schüler dieses Wissen für ihre tägliche Arbeit?
- Würden sie schlechter pflegen, wenn sie dieses Wissen nicht hätten? (Welche Konsequenzen hätte es?)
- Genügt es, wenn man weiß, wo Informationen zu finden sind, wenn man sie benötigt?

**Literatur zum Thema „Unterrichtsplanung"**

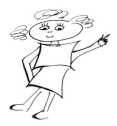

Fuhr R, Kayser B (1979) Individuell unterrichten – Anregungen zur Reflexion und Gestaltung der didaktischen Praxis. Skriptor, Braunschweig

Grell J, Grell M (1979) Unterrichtsrezepte. Beltz, Weinheim

Meyer H (1980) Leitfaden zur Unterrichtsvorbereitung. Skriptor, Königstein

## 5.1 Charakterisierung einiger methodischer Zugangsformen

In der folgenden Kurzbeschreibung einiger von mir integrierter methodischer Zugangsformen möchte ich das Wesentliche dieser Lernformen darstellen und didaktisch-methodische Einsatzmöglichkeiten reflektieren.

### 5.1.1 Meditative Übungen

Der Begriff „Meditation" ist in den letzten Jahren für viele Menschen zum Reiz- oder Modewort „aufgestiegen". Im alternativen und philosophisch-religiösen Raum haben meditative Erlebensformen wieder neu an Bedeutung gewonnen.

Meditative Betrachtungen und Übungen in den Unterricht zu integrieren, heißt nach meinem Meditationsverständnis, die überforderten, überfrachteten Wahrnehmungskanäle zu entlasten.

> Meditatives Hören, Schauen und Empfinden bedeutet, sich einer Situation oder einer Sache völlig „hinzugeben", in sie hineinzutauchen und sie in sich eindringen zu lassen.

Die einseitige Orientierung zur „technischen" Seite der Wahrnehmung hin, deren Ziel die Optimierung der Aufnahme- und Kommunikationsmöglichkeiten ist, kann durch den Blick auf die „seelische" Seite der Wahrnehmung aufgehoben werden. Zupackendes Ergreifen und Bewältigen erschließt nur eine Seite der Wirklichkeit. Grundvoraussetzung für das Er*kennen* und Er*fassen* von Wirklichkeit ist die aufnehmende, empfangende Haltung, die den Blick für die „Innenseite" von Situationen, Menschen und Dingen weitet. Meditation versteht sich als wache Bewußtheit der Wahrnehmung und sensibilisiert für eine Neuentdeckung der Sinne.

Dabei geht es nicht nur um die sog. „5 Sinne", sondern z. B. um

- den Sinn für Räumlichkeit, für Struktur, Anordnung und Zuordnung,
- den Sinn für das Atmosphärische einer Situation, für das Einmalige und Unwiederholbare des Augenblicks,
- das Empfinden für Rhythmen, den Wechsel von Ruhe und Aktivität, von Nähe und Distanz, von Geben und Nehmen usw.

Meditative Lebensformen als Ausdruck östlicher und westlicher philosophisch-religiöser Grundhaltungen haben eine lange Tradition, und es lohnt, sich davon vielleicht auf den eigenen Weg führen zu lassen (einführende Literatur siehe unten).

Meditation hat jenseits aller Techniken und Philosophien ihren Sitz im alltäglichen Leben des Menschen. Es ist kein Rückzug in Subjektivismus und Innerlichkeit. So betrachtet, ist meditatives Empfinden und Gestalten Bestandteil ganzheitlich verstandenen Lernens.

Auch im organisierten „verschulten" Lernen sind meditative Zugangs- und Verarbeitungsformen in bestimmten Grenzen realisierbar. Im Blick auf erfahrungsbezogenes Lernen bedeutet das z. B. behutsames Einstimmen auf neue Unterrichtsthemen, ein ganzheitliches Erfahren der eigenen Leiblichkeit (vgl. Dürckheim 1978) und ein Durchdringen von Unterrichtsinhalten durch meditatives Gestalten (z. B. durch Form und Farbe). Das Einüben meditativer Formen im Unterricht ist ein gemeinsamer Prozeß des Suchens, Ausprobierens und des Austauschs der Erfahrungen.

**Literatur zum Thema „Meditative Übungen"**

Juchli L (1986) Heilen durch Wiederentdecken der Ganzheit.
Thomas K (1973) Meditation in Forschung und Erfahrung, in weltweiter Beobachtung und praktischer Anleitung. Thieme, Stuttgart und Steinkopff, Darmstadt
Tilmann K (1971) Die Führung zur Meditation. Benzinger, Zürich

## 5.1.2 Gestalten mit Ton

Das Erfahren des Materials „Ton" verhilft zu einer elementaren Auseinandersetzung mit den Themen: Form, Räumlichkeit, Gestalt und Veränderung. Seine Geschmeidigkeit oder Festigkeit, seine Formbarkeit, seine Temperatur und sein Geruch sprechen in vielfältiger Weise die Sinne an und aktivieren Spontaneität und Kreativität. Besonders die Hände, die das Material betasten, die Oberfläche erspüren, verändernd und formend eingreifen, werden in ihrer Empfindungsfähigkeit sensibilisiert. Das ist gerade für das pflegerische Tun, in dessen Mittelpunkt die Kommunikation mit den Händen steht, bedeutsam.

Das Verstehen des menschlichen Körpers und besonders der Körperinnenräume in ihrer Mehrdimensionalität stellt hohe Ansprüche an die methodischdidaktische Vermittlung. Meist bleibt die Vorstellung vom Körper blaß und zweidimensional, und das Gespür für Form und Räumlichkeit des Körpers ist wenig ausgebildet.

> Um Gefühl für Körperoberfläche, Körperform und Körperausdehnung anzubahnen, ist das meditative oder experimentelle Modellieren mit Ton eine wertvolle Hilfe.

Die Elastizität und Plastizität des Materials fördert das Gespür für Form und Räumlichkeit. Durch das Erleben des eigenen Körpers beim Modellieren, durch die Auseinandersetzung mit dem Material werden Wissensanteile (z. B. die Kenntnis von Aufbau und Funktion eines Kugelgelenks) mit sinnlicher Erfahrung verknüpft (z. B. durch Modellieren der 2 gelenkführenden Knochen). Schüler/-innen können so lernen, den Körper wirklich zu be-*greifen* und nicht nur Wissen über den Körper zu speichern.

So kann z. B. meditativ der eigenen Körperform in der Gestaltung mit Ton nachgespürt werden. Ein anderes Unterrichtselement ist die Formung eines bestimmten Körperteils oder Körperorgans (z. B. Knochenform, Gelenk, Magen, Fuß). Das könnte beispielsweise im Blick auf eine experimentelle Arbeit mit der Frage verbunden sein: Wie müßte ein Knochen ..., ein Körperorgan beschaffen sein, um folgende Funktionen ausüben zu können ...?

Eine weitere Integrationsmöglichkeit der Arbeit mit Ton in den Unterricht ist das Ausdrücken bzw. das Umsetzen von Gefühlen und Gedanken z. B. nach einer Phantasiereise oder meditativen Betrachtung in formendes Gestalten. Auch das bewußt kreative Modellieren mit Ton zur Herstellung von Vasen, Schalen usw. kann unabhängig von bestimmten Inhalten als Unterrichtselement integriert werden (z. B. als Sammlungs- oder Ausgleichsaktivität).

### 5.1.3 Szenisches Spiel und pädagogische Theaterarbeit

Das szenische Spiel wird von Scheller (1981) als Mittel der Aneignung, Verarbeitung und Veröffentlichung von Erfahrungen verstanden.

> Bei dieser Lernform werden Situationen geschaffen, in denen Schüler/-innen berufliche oder private Probleme, Erlebnisse, Einstellungen, Haltungen und Phantasien darstellen können. Das Geschehen soll vergegenwärtigt und damit bewußt der Reflexion zugeführt werden.

So können beispielsweise ein bestimmtes Rollenverhalten (z. B. geschlechtsspezifisches Verhalten) sowie Vorurteile, Autoritätskonflikte, Kooperationsprobleme, Solidaritätskonflikte usw. erkannt und als gesellschaftlich ausgelöst begriffen werden.

In Kommunikationssituationen beziehen sich Menschen auch immer körperlich aufeinander. Durch das sinnlich-körperliche Nachspielen werden die Erlebnisse, Phantasien und Gefühle, die mit der Situation verbunden sind, aktualisiert und der Reflexion zugänglich gemacht. Diese an körperliche Haltungen und Empfindungen gebundene Erfahrung und Orientierung (ausgedrückt z. B. in auf den Körper bezogenen Metaphern wie „Jemand ist mir in den Rücken gefallen") organisieren das alltägliche Handeln vermutlich stärker als das Bewußtsein.

Scheller unterscheidet mehrere Schritte, die die szenische Auseinandersetzung mit entsprechenden Situationen strukturieren:

**Aneignungsformen**

Zunächst werden Möglichkeiten bereitgestellt, um sich die Dichte und Vielschichtigkeit von Situationen anzueignen.

Ausgangspunkt der szenischen Gestaltung kann eine ***Erlebnissituation*** einzelner Schüler/-innen oder eine gemeinsam erlebte Situation sein. Eine weitere Möglichkeit sind ***vermittelte Situationen,*** d. h. literarische Texte, Fotos, Filmausschnitte, Hörspiele oder ähnliches mehr, die einen bestimmten Problemkreis betreffen. Schließlich können ***Phantasiesituationen,*** von denen sich Schüler/-innen vorstellen können, daß sie eintreten, gespielt und bearbeitet werden.

Spielerische Darstellungen zur Aneignung von Situationen sind z. B. das pädagogische Rollenspiel (Broich 1980), Standbilder oder Pantomime (Müller 1979).

- Zunächst werden in ersten Spiel- und Darstellungsversuchen entsprechende Szenen rekonstruiert. Für die Beurteilung der gespielten Szenen können

folgende Kriterien angewandt werden: Deutlichkeit, Realismus und Form der Gestaltung (nach Holzapfel 1982, S. 176).
- Danach folgen Verbesserungen und Überarbeitungen der Spielversuche sowie die Vertiefung der Problematik durch Reflexion, Variierung, Verfremdung und Wiederholung der Szenen. Das kann z. B. durch Einführung eines „öffentlichen" und „verborgenen" Ich bzw. durch „Beiseitereden", Selbstgespräch, Rollentausch, „Hilfs-Ich" oder Rollenverfremdung geschehen.

**Verarbeitungsformen**

Die Verarbeitung der Erfahrungen folgt in einer Theorie- und Erkundungsphase. Hier geschieht die intensive theoretische Auseinandersetzung mit dem gewählten Wirklichkeitsausschnitt. Die szenisch rekonstruierten Situationen erhalten Modellcharakter und werden als Projektionsfläche gesellschaftlicher und individuell-lebensgeschichtlicher Ereignisse und Zusammenhänge verstanden. In entsprechenden Theoriephasen wird psychologisches, soziologisches, sozialgeschichtliches, ökologisches und ökonomisches Hintergrundwissen erarbeitet. Diese Auseinandersetzung geht dann über in eine Umsetzung der Reflexionen in erweiterte Spielszenen.

**Veröffentlichungsformen**

Als Veröffentlichungsweisen des szenischen Spiels eignen sich Theater- und Spielvorführungen sowie entsprechende Dokumentationen (z. B. durch Photo- oder Videoaufnahmen), die einer breiteren Öffentlichkeit zugänglich gemacht werden können.

Diese Art des Zugangs und der Auseinandersetzung mit Unterrichtsinhalten läßt sich im Rahmen der Krankenpflegeausbildung besonders im sozialwissenschaftlichen und berufskundlichen Unterricht integrieren. Die Erfahrungen in anderen Bildungsbereichen (Scheller 1981; Holzapfel 1982) ermutigen, mit dieser erfahrungsbezogenen Unterrichtsform zu experimentieren.

In der Vorbereitung und Hinführung zu szenischem Spiel und Theaterarbeit ergibt sich eine enge Verflechtung meditativer und körperbezogener Lernformen. Boal (1979, S. 40) nennt in seiner Heranführung an Theaterarbeit folgende Stufen:

- seinen Körper kennenlernen,
- seinen Körper ausdrucksfähig werden lassen,
- Theater als Sprache,
- Theater als Diskurs.

### 5.1.4 Körperübungen

Petzold (1977) unterscheidet im Bereich der körperorientierten Methoden und Therapien 2 unterschiedliche Richtungen:

- Den *konfliktorientierten Methoden* werden z. B. Reichs Körpertherapie und die Bioenergetik (Lowen 1979) zugeordnet. Ziel dieser Methoden ist das therapeutische Aufdecken von im Körper verdrängtem „traumatischem Material" im Sinne von „Charakterpanzerungen" oder „Abwehrhaltungen".
- Unter dem Oberbegriff der *funktionalen Methoden* faßt Petzold hingegen z. B. atemtherapeutische Methoden (z. B. Middendorf 1977, 1985), bewegungstherapeutische Ansätze (Feldenkrais 1978) und Eutonie (Alexander 1981) zusammen. Diese Verfahren sind auf eine Sensibilisierung für das „richtige" Atmen, Bewegen und Entspannen ausgerichtet.

Bei der Auswahl der körperorientierten Übungen und Spiele beziehe ich mich ausschließlich auf diesen Methodenbereich. Körperübungen aus dem Bereich der konfliktorientierten Methoden gehören in die therapeutische Arbeit und in die Hand geschulter und erfahrener Therapeuten/Therapeutinnen.

Neben den oben genannten Methoden beziehe ich mich bei der Auswahl der Körperübungen auf meditative Körperwahrnehmungsübungen, gymnastische und sportpädagogische Übungen und Bewegungsspiele. Die Integration von Körperübungen in die Krankenpflegeausbildung ist unter folgenden Zielrichtungen zu betrachten:

- Kennenlernen des eigenen Körpers durch Wahrnehmen und Erspüren,
- Förderung eines bewußten akzeptierenden und solidarischen Umgangs mit dem eigenen Körper,
- Erspüren der Körperlichkeit anderer Menschen im Sinne eines empathischen Prozesses,
- Sensibilisierung für das Umgehen mit der Körperlichkeit anderer Menschen.

Dabei soll Körpererfahrung nicht zur „Glücksinsel" werden, die im Sinne individueller Selbstdarstellung eine Hochstilisierung des „sensiblen lustbetonten Körpers" zum Ziel hat. Körpererfahrung im Krankenpflegeunterricht soll durch deutlichere Wahrnehmung des eigenen Körpers auch das Empfinden für krankmachende Lebens- und Arbeitsbedingungen schärfen. Vielleicht gelingt es dadurch, Energie zu mobilisieren, um gemeinsam Aktionen zu entwickeln, die auf eine Verbesserung von Arbeitsbedingungen (z. B. weniger belastende Arbeitszeitregelungen, Hilfsmittel zur Erleichterung von Heben und Tragen oder ähnliches) abzielen.

Das Lernen an und mit dem eigenen Körper soll genußvoll sein und Freude am Erleben des Körpers bereiten. Im Sinne eines ganzheitlichen Lernprozesses sind jedoch auch die Bedeutungsgehalte wichtig, die mit körperlicher Erfahrung verbunden sind. Körperbewußtheit verstehe ich dabei als achtsames Empfinden körperlicher Prozesse. Es bedeutet, zu spüren, in welcher Weise z. B. ein Bewegungsablauf mit unserer ganzen Person etwas zu tun hat. In welcher Form wirkt er nach innen und außen, und wie werden Einstellungen, Haltungen und Gefühle ausgedrückt und beeinflußt?

Bewegung als grundlegende Lebensäußerung wird dabei unter expressivem *und* kommunikativem Blickwinkel betrachtet. So haben die Partnerübungen im Rahmen pflegerischer Bedeutungszusammenhänge einen besonderen Stellenwert. Das Erfahren der Körperlichkeit anderer Menschen, z. B. das behutsame einfühlsame Berühren und Bewegung, sensibilisiert für das pflegerisch-helfende Berühren (z. B. in der Körperpflege oder bei der Lagerungshilfestellung). Aus fachdidaktischer Sicht und unter Bezugnahme auf die genannten Zielrichtungen können Körperübungen unter folgenden Gesichtspunkten in den Unterricht integriert werden:

*Wahrnehmungsübungen:*
zum Erleben des Körpers in Ruhe und Bewegung, in Spannung und Entspannung.

*Übungen zur Erfahrung der Eigengesetzlichkeiten des Körpers:*
- das Erleben anatomisch-biomechanischer Gesetzmäßigkeiten (z. B. Beugen, Strecken, Drehen),
- der Körper im Spannungsfeld von Schwerkraft und Zentrifugalkraft,
- das Erleben von Bewegung in Zeit, Raum und Dynamik,
- das Erspüren innerer Rhythmen (z. B. Atmung).

*Körpererfahrung im Blick auf zwischenmenschliche Situationen:*
- z. B. Aktivität und Passivität, führen und sich führen lassen,
- geben und nehmen,
- Nähe und Distanz,
- ja-/neinsagen, Zustimmung und Ablehnung,
- tragen und sich fallen lassen.

Auch bei der Auswahl und Integration von Körperübungen gilt es im Blick auf die vorne genannten Planungsfragen (z. B. Was entspricht mir als Lehrender? Welche Phantasien oder Ängste könnte die Übung auslösen?), einen gemeinsamen Prozeß zu durchlaufen. Neugierigwerden, Ausprobieren, Verändern und Reflektieren kann auch hier ein Weg sein, der den Körper wieder stärker in den Unterricht einbezieht.

## Literatur zum Thema „Körpererfahrung"

Dychtwald K (1981) Körperbewußtsein. Gerken, Essen
Imhof AE (Hrsg) (1983) Der Mensch und sein Körper – Von der Antike bis heute. Beck, München

*Bewegungsspiele*
Brinckmann A, Treeß U (1980) Bewegungsspiele. Rowohlt, Reinbek (rororo 7043)
Broich J (1991) Gruppenspiele anleiten. Maternus, Köln
Lange R (1992) Entspannung, Körpererfahrung – Meditation. Academia, St. Augustin
Orlick T (1982) Kooperative Spiele. Beltz, Weinheim Basel

Zur Anregung 2 Kostproben aus Orlick (S. 32):
- Zeh an Zeh. Wenn Sie einen kooperativen Kopf haben wollen, können Sie genausogut einen kooperativen Fuß haben. Kindergartenkinder kichern dabei die ganze Zeit. Die Partner liegen einfach ausgestreckt auf dem Boden. Fuß an Fuß (oder großer Zeh an großer Zeh) und versuchen, über den Boden zu rollen, wobei ihre Zehen immer in Berührung bleiben. Zeh an Zeh läßt sich auch so spielen: nur mit den Zehen des rechten Fußes in Kontakt mit den Beinen über Kreuz oder in einer sitzenden (L-)Position. Ausprobieren.
- Baumstammrollen. Eine Reihe von Baumstämmen (Spielern) liegt Seite an Seite auf dem Bauch. Die Unterlage kann eine Matte, eine Decke, Gras oder irgendeine andere bequeme Fläche sein. Ein „Fahrgast" liegt auf dem Bauch quer zu den Baumstämmen auf dem oberen Teil ihres Rückens. Alle Baumstämme beginnen dann, in derselben Richtung zu rollen und geben dem Fahrgast eine manchmal sanfte, manchmal holprige Fahrt über sich selbst hinweg. Wenn der Fahrgast über den letzten Baumstamm geplumpst ist, wird er zum rollenden Baumstamm am Ende der Reihe. Der erste Baumstamm, der unter dem Fahrgast hervorrollt, wird zum nächsten Fahrgast und wird quer über die Baumstammreihe getrieben. Dies geht weiter, bis kein Platz zum Rollen mehr da ist oder bis die Spieler keine Lust mehr haben.

*Eutonie*
Alexander G (1981) Eutonie – Ein Weg der köperlichen Selbsterfahrung. Beck, München

*Körpererfahrung und TZI*
Hahn K (Hrsg) (1991) „Beachte die Körpersignale ..." – Körpererfahrung in der Gruppenarbeit. Grünewald, Mainz

*Sportpädagogische Ansätze*
Funke J, Helms E, Schüßler P et al. (1983) Sportunterricht als Körpererfahrung. Rowohlt, Reinbek
Palzkill B et al. (Hrsg) (1991) Bewegungs(T)räume. Frauen, Körper, Sport. Verlag Frauenoffensive, München
Wirhed R (1984) Sport-Anatomie und Bewegungslehre. Thieme, Stuttgart New York

### 5.1.5 Interaktionsspiele

Interaktionsspiele sind nach Vopel (1976) mehr oder weniger locker strukturierte Lernsituationen, die es ermöglichen, neue Einsichten und Verhaltensweisen zu entwickeln.

Der Begriff *Spiel* deutet darauf hin, daß es dabei um die Lust am Entdecken und Ausprobieren, um Neugier und Risikobereitschaft geht. *Interaktion* wird dabei als Kommunikation nach innen (mit den verschiedenen Persönlichkeitsanteilen) und nach außen (im Kontakt zu anderen Menschen) verstanden.

Orientierend für die Arbeit mit Interaktionsspielen können folgende Fragestellungen sein:

- Welche Ziele will ich erreichen?
- Welche Form wähle ich (Einzel-, Partner-, Gruppenspiel)?
- Wieviel Zeit habe ich zur Verfügung?
- Welche Ebene (Interventionstiefe) will ich ansprechen?
- Wie belastend kann das Spiel werden?
  Hier ist es ratsam, im organisierten Lernraum beruflicher Bildung Spiele auszuwählen, die dem Grad der Offenheit, des Vertrauens und den institutionellen Rahmenbedingungen entsprechen.
- Welche Medien will ich ansprechen (Sprache, Körpersprache, Malen, Schreiben usw.)?

Mit Interaktionsspielen arbeiten heißt, vielleicht verschüttete Freude am Experimentieren mit Farben und Formen zu aktivieren. Gerade im Blick auf das „Malen" bestehen häufig Negativassoziationen durch entsprechende schulische Erfahrungen. Spontaneität und Kreativität sind gehemmt durch die Orientierung an bestimmten ästhetisch-künstlerischen Normen aus dem Zeichenunterricht. Das meditative Umsetzen von Gefühlen, Stimmungen in Farbe und Form ist ein sehr unmittelbares Ausdrucksmittel inneren Geschehens. Einen bestimmten Gefühlszustand durch eine bestimmte Farbe oder Form auszudrücken, kann viel innere Spannung lösen und ohne Leistungsdruck Freude am Gestalten auslösen. Daneben erweitert es im Rahmen von Interaktionsspielen als Medium der Kommunikation die Palette von Ausdrucks- und Austauschmöglichkeiten.

Vopel unterscheidet bei der Arbeit mit Interaktionsspielen 4 Schritte:

**Analyse der Gruppensituation**

Hier stehen folgende Fragen im Mittelpunkt:

- Wie ist die momentane Situation der Gruppe?
- Entspricht der Einsatz eines Interaktionsspiels der Gruppensituation?

**Einführung des Interaktionsspiels**

Nach Verständigung über den Vorschlag eines Interaktionsspiels ist es zunächst wichtig, die Ziele des Spiels anzusprechen, klare Instruktionen über den Ablauf zu geben und den Experimentiercharakter sowie die Freiwilligkeit der Teilnahme zu betonen.

**Experimentierphase**

In der Durchführungsphase, an der der Gruppenleiter/die Gruppenleiterin zumindest in der Anfangsphase teilnehmen sollte, wird auf die Einhaltung der Spielregeln und auf die Zeitstruktur geachtet.

**Auswertungsphase**

Für das „Auftauchen" aus dem Spiel werden zunächst kurze Anleitungen zum Nachklingenlassen und Reflektieren gegeben. Nach der Selbstreflexion folgt der Austausch von Beobachtungen und Erfahrungen. Das Spiel schließt mit der Diskussion der Fragen zum Transfer des Erlebten in die alltägliche Lebenspraxis.

Interaktionsspiele sind in der Krankenpflegeausbildung überall dort einsetzbar, wo es um Kommunikationsverhalten und um Hinterfragen und Verändern von Verhaltensweisen geht. Interaktionsspiele ermöglichen einen ganzheitlichen und erfahrungsbezogenen Zugang zu komplexen zwischenmenschlichen Problemen: z. B. zu Problemen sozialen Rollenverhaltens, zu Kooperationsfragen, Umgang mit Einfluß, Macht und Konkurrenz, Vertrauen und Offenheit. Der Umgang mit Interaktionsspielen setzt voraus, daß ein gemeinsamer Weg beschritten wird, auf dem ganzheitliches Lernen im Blick auf persönlichkeitsbildende Anteile der Ausbildung angestrebt wird. Es entspricht nicht der Absicht von Interaktionsspielen, als „Auflockerungsoasen" einem sonst reduzierten Verständnis vom menschlichen Lernen zugeordnet zu werden. Es sind Lernangebote, die eingebunden sind in das Ziel, eine lebendige Auseinandersetzung mit Unterrichtsthemen verwirklichen zu helfen.

### 5.1.6 Biographische Übung

> Biographische Übungen sind Ausflüge in lebensgeschichtliche Erinnerungslandschaften. Jede Lernsituation, jede Begegnung mit einem neuen Thema/einem neuen Inhalt wird vom individuellen und kollektiven Erfahrungshintergrund mitbestimmt.

Die Übungen bieten Raum, lebensgeschichtliche Erfahrungen und Erlebnisse zu erinnern, zu reflektieren und mit der aktuellen Lern- und Lebenssituation in

Beziehung zu setzen. Das Heranholen vergangener Erfahrungen bleibt dabei nicht nur auf der individuellen Ebene. Durch die persönliche Betroffenheit gesättigt, ermöglicht es eine wachere Auseinandersetzung mit gesellschaftlicher Wirklichkeit.

*Ziel* dieser methodischen Zugangsform ist zunächst eine Vertiefung des Verstehens der „eigenen Geschichte". Zusammenhänge können aufgespürt, nacherlebt und mit neuen Deutungen versehen werden. In einem weiteren Schritt führt die Auseinandersetzung mit dem eigenen Erleben zu einem erweiterten Verstehen anderer Menschen. Die Erfahrung, daß mein persönliches Erleben zählt und ernst genommen wird, hilft, meine Geschichte zu der anderer in Beziehung zu setzen und Vor-urteile abzubauen.

Es handelt sich dabei um ***Übungen mit unterschiedlichem Intensitätsgrad*** (einführend, weiterführend, vertiefend). Für den Unterricht in der Krankenpflegeausbildung eignen sich eher einführende Übungen. Dabei kann meditativ-phantasiebetont, nachdenkend-reflektierend oder auch spielerisch gearbeitet werden.

Die biographischen Übungen sind dem Ansatz „biographischer Selbstreflexion" entnommen, der die Entwicklung des Menschen als lebenslangen Erfahrungsprozeß begreift. In dieses Konzept fließen Erkenntnisse der Biographieforschung, der Psychoanalyse und der Sozialisationstheorie ein. Im Mittelpunkt steht dabei das Erleben des handelnden Menschen im Spannungsfeld zwischen Selbst- und Fremdbestimmung.

**Weiterführende Literatur sowie eine reiche Übungssammlung**

Gudjons H et al. (1986) Auf meinen Spuren. Rowohlt, Reinbek

### 5.1.7 „Sprichwörtlich" lernen

Wenn ich über erfahrungsorientierte Lernprozesse schreibe, kann ich an der „Schatztruhe" der Sprichwörter nicht vorübergehen. Sie für den Unterricht zu öffnen, ist ein spannendes Erlebnis. Wo finden wir sonst soviel komprimierte Erfahrung wie in manchmal uralten Spruchweisheiten. Sie lehren uns, ganzheitlich zu denken, teilen uns leib-seelisch-geistige Zusammenhänge bildhaft mit (z. B. „Jemand ist uns in den Rücken gefallen"). Sie zeigen die Polarität des Lebens auf, indem sie zu einem Lebensthema auch völlig gegensätzliche Erfahrungen auf den Punkt bringen.

Treffende Worte können uns Türen aufschließen. Sie sind wie Wegweiser und helfen uns besonders bei der Orientierung in „neuem Gelände". Sprichwörter heißen im Lateinischen ***Proverbia = Vorworte zum Handeln***. So betrachtet sind sie handlungsleitend für das Erschließen von Unterrichtsinhalten.

Das Arbeiten mit Sprichwörtern eignet sich besonders zur Einführung neuer Themen und Inhalte. Die Mehrdimensionalität eines Themas läßt sich durch den verdichteten Bedeutungsgehalt von Sprichwörtern erschließen.

**Literatur zum Thema Sprichwörter**

Meier-Pfaller HJ (1986) Das große Buch der Sprichwörter. Bechtle, München
Mieder W (1979) Deutsche Sprichwörter und Redensarten – (Arbeitstexte für den Unterricht). Reclam, Ditzingen

Als Beispiel füge ich eine kurze Sequenz zum Thema Ernährung an:

*Thema:* „Essen und Trinken hält Leib und Seele zusammen"

*Ziele:* Die in Sprichwörtern verdichteten Erfahrungen über die körperlich-geistig-seelischen und sozialen Zusammenhänge zum Thema Nahrungsaufnahme und -verdauung werden reflektiert.
- Persönliche Ebene:
  Dem Erfahrungs- und Wissensgehalt der Sprichwörter wird nachgespürt und mit dem eigenen Erleben verglichen.
- Fachdidaktische Ebene:
  Pflegerisch relevante Zusammenhänge werden herausgearbeitet und die handlungsleitenden Impulse auf praktische Pflegesituationen übertragen.

*Struktur*
- Einzelbesinnung mit Arbeitsblatt (s. Seite 51).
- Austausch/Reflexion in Partnerarbeit oder Kleingruppe.

**Literatur zum Thema „Lernspiele"**

Fritz J (1975) Methoden des sozialen Lernens. Juventa, München
Hostie R (1975) Training zur Sensibilisierung für menschliche Beziehungen. Ein praktischer Leitfaden. O. Müller, Salzburg
Küchler J (1979) Gruppendynamische Verfahren in der Aus- und Weiterbildung
Vopel KW (1974/75/76) Interaktionsspiele: Ich und Du – Ein Kommunikationstraining für Partner. Hamburg (Lebendiges Lernen und Lehren, Teile 1–3, 5–7)

## 5.1 Charakterisierung einiger methodischer Zugangsformen

| Arbeitsblatt: „**Essen hält Leib und Seele zusammen.**" | |
|---|---|
| Nahrungsaufnahme und -verdauung | Sprichwörter |
| 1. Nahrung aufnehmen (etwas einverleiben, schmecken ...) | |
| 2. Nahrung zerkleinern (kauen, beißen ...) | |
| 3. Nahrung schlucken | |
| 4. Nahrung verdauen | |
| 5. Nahrung ausscheiden | |

***Mögliche Reflexionsfragen:***
Persönliche Ebene:
- Woher kenne ich die Sprichwörter?
- Welche Bedeutung haben sie für mich (früher/heute)?

Fachdidaktische Ebene:
- Welche Aussagen über ein ganzheitliches Gesundheitsverständnis stecken in den Sprichwörtern?
- Welche Deutungen von Gesundheit und Krankheit beinhalten sie?
- Welche gesundheitspädagogischen und pflegerischen Handlungsorientierungen lassen sich daraus ableiten?

Weiterarbeit:
Vertiefende erfahrungsbezogene Weiterarbeit wäre möglich durch szenische Umsetzung der Sprichwörter als Pantomime oder sprachlichen Dialog

## 5.2 Methodischer Hinweis

An dieser Stelle möchte ich auf eine von Wittneben (1991) beschriebene Form der retrospektiven Bearbeitung pflegerischer Alltagserfahrungen hinweisen. Ich selbst habe noch keine Erfahrung mit dieser ganz spezifischen Form des Arbeitens mit Pflegenarrativen bzw. Fallbeispielen. Doch soll diese konzeptionell abgeleitete, erfahrungsbezogene methodische Form, die pflegerische Alltagserfahrungen sichtbar, besprechbar und auf verschiedensten Ebenen verarbeitbar macht, zumindest angesprochen werden. Diese Form der Erfahrungsbearbeitung ist ein hervorragender Weg, um Antworten auf die fachdidaktische Grundfrage zu bekommen: Wie lernen Schüler/-innen, was Pflege ist und wie Pflege kompetent und reflektiert ausgeübt werden kann?

# 6 Skizzierung des Unterrichtsabschnitts „Aller Anfang ist schwer"

**Didaktische Vorbemerkungen**

Ein Kommentar zum Thema „Anfangen" sollte eigentlich mit dem Abschiednehmen beginnen. Denn bevor ich offen sein kann für neue Inhalte, neue Menschen, neue Situationen, muß Raum zum Abrunden des Vergangenen sein. Was mich vorher beschäftigt hat, muß einen Ab-*schluß* finden.

Im Alltag der Krankenpflege-Bildungseinrichtungen werden Abschluß- und Abschiedssituationen häufig übergangen. Es werden zwar zu Beginn und am Schluß der Ausbildung die entsprechenden Feste gefeiert, doch Rituale zur inneren Gestaltung dieser Situationen sind nur sparsam vorhanden. Wo ist bewußt geschaffener Raum für die Gedanken und Gefühle beim Abschied von Menschen, die wir als Lehrende drei Jahre begleitet haben?

Wie auch immer wir die Prozesse des Loslassens erleben oder verdrängen, sie wirken sich auch auf die Begegnung mit dem Neuen, ja auf das ganze Leben aus. Denn Lebensfreude und seelische Gesundheit hängen auch davon ab, wieviel Zeit ich mir nehme bzw. nehmen darf, Gefühle des Trauerns um das Vergangene wahrzunehmen, auszudrücken und zu verarbeiten.

Nach dieser wichtigen Vorbemerkung will ich den Blick auf all die Anfangssituationen richten, die uns im Rahmen der Krankenpflegeausbildung begegnen. Ich denke dabei zunächst an den **Ausbildungsbeginn,** den Anfang eines **neuen Praxiseinsatzes,** den Anfang eines **neuen Theorieblocks,** an all die Anfänge neuer Themen und Inhalte, die Anfänge neuer Beziehungen zu Kolleginnen/Kollegen und Patientinnen/Patienten.

> Anfangssituationen haben trotz unterschiedlicher Ziele und Inhalte gemeinsame charakteristische Merkmale. Sie sind geprägt von Unsicherheiten, spannungsvoller Erwartung, gemischten Gefühlen zwischen Angst, Zuversicht und lustvoller Neugier.

Kernanliegen dieser Unterrichtssequenz ist es, etwas über die Kunst des Anfangens zu lernen. Aus all den bereits zurückliegenden Anfängen unserer Lebensgeschichte sollen die Erfahrungen bereitgestellt werden, die uns befähigen, neue Anfänge bewußt zu gestalten.

Das geschieht im Spannungsfeld zwischen der von Hesse ausgedrückten Erfahrung *„Jedem Anfang wohnt ein Zauber inne"* und der volkstümlichen Weisheit *„Aller Anfang ist schwer"*. Wir sind alle Lehrende und Lernende an diesem Thema. Es ist eine unserer existentiellen Lebensfragen, die in spezifischer Ausprägung in den beruflichen Alltag hineinragt.

Wie gut ein Anfang gelingt, hängt mit dem zusammen, was sich in unseren Köpfen und Herzen bereits vor dem Anfangen abspielt. *Wie ich denke, so handle ich.* Die Bilder, Vorstellungen und Befürchtungen, die das Neue, Unbekannte in mir hervorruft, die inneren Szenen, die fiktiven Dialoge, die wir uns selbst vorspielen, bestimmen das Handeln in der Realität des Anfangs. Es kann viel wertvolle Energie verbraucht werden, wenn ich mit diesen inneren Vorgängen allein bin. Die folgende Unterrichtssequenz ist ein Versuch, diese Prozesse transparent zu machen und miteinander zu teilen. Es soll Raum sein, die bereitgestellte Kraft für das Anfangen in die Auseinandersetzung mit und die Gestaltung von Anfangssituationen kreativ umzusetzen.

Das Ausdrücken energiebindender ängstigender Phantasien, das bewußte Reflektieren und Ausprobieren von Bewältigungsstrategien läßt uns wacher und selbstsicherer in Anfänge hineingehen. Der Rückgriff auf unbewußt ablaufende, meist wenig hilfreiche Verhaltensmuster (z. B. Fluchtreaktionen in das Kind-Ich durch Clown-Spielen oder schweigendes Anpassen) kann gelockert werden, und es entsteht Raum, bewußt schöpferische Formen der Unsicherheitsbewältigung zu erproben. So kann am exemplarischen Beispiel des Anfangens erfahrungs- und situationsorientiert ein Schritt auf dem Weg zu mehr selbstbestimmtem Handeln gelernt werden.

**Zielrichtung**

---

*Was Schülerinnen/Schüler und Lehrende dabei erleben und erfahren können:*
- Sensibler werden für die eigene Innenwahrnehmung im Blick auf eigenes Körperempfinden, auf Gedanken, Gefühle und Phantasien.
- Gedanken, Bilder und Gefühle zum Thema „Anfangen" aufsteigen lassen.
- Sich erinnern an konkrete Anfangssituationen in der eigenen Lebensgeschichte.
- Erspüren und ausprobieren, wieviel Eigen- und Fremdführung in Anfangssituationen benötigt wird.
- Sich bewußt mit zukünftigen Anfangssituationen auseinandersetzen, Hindernisse und Hilfen erkennen, Gestaltungsmöglichkeiten entwickeln und damit experimentieren.
- Den aktuellen Lernprozeß zum Thema „Anfangen" gemeinsam reflektieren und dem individuellen Anfangen nachspüren.

**Inhalte**

- Selbstwahrnehmung/Innenwahrnehmung als Weg zu mehr Selbstbestimmung.
- Biographische Erfahrungen mit Anfangssituationen.
- Selbstbestimmung und Fremdbestimmung.
- Charakteristik von Anfangssituationen [Literatur: z. B. Geisler KH (1993) Anfangssituationen – Was man tun und besser lassen sollte. Beltz, Weinheim Basel]. Das Buch bezieht sich auf pädagogische Anfangssituationen, doch es enthält auch gute Anregungen zur allgemeinen Problematik von Anfangssituationen.
- Gestaltung von Anfangssituationen.
- Reflexion der aktuellen unterrichtlichen gemeinsamen Anfangssituation.

**Leitfragen**

1. Wie lernen wir, auf dem Weg zu mehr Selbstbestimmung unsere Körperempfindungen, Gedanken und Gefühle deutlicher wahrzunehmen?
2. Welche in Bildern und Worten verdichteten Gedanken und Gefühle zum Thema „Anfangen" tauchen in mir auf?
3. An welche konkreten Anfangssituationen aus meiner eigenen Lebensgeschichte erinnere ich mich?
4. Wieviel Eigen- und Fremdführung brauche ich in Anfangssituationen?
5. Welche Möglichkeiten und Hindernisse sehe ich im Blick auf künftige (konkrete) Anfangssituationen; wie will ich sie gestalten und welche Hilfen suche ich mir?
6. Wie habe ich den Prozeß des Anfangens heute bei mir und in der Gruppe erlebt?

**Verlaufsplanung**

| Lernschritte | Lernform | Zeit | Anmerkungen |
| --- | --- | --- | --- |
| **L1**<br>Vertiefung der eigenen Selbstbestimmung durch Sensibilisierung der Innenwahrnehmung | *Spürpause*<br>Orientierungsfragen:<br>a) Wie spüre ich mich in meinem Körper?<br>– Wie sitze ich?<br>– Welche Haltung nehme ich ein? (mit der Aufmerksamkeit von den Füßen aufwärts wandern) | 10–15 min | |

# 6 Skizzierung des Unterrichtsabschnitts „Aller Anfang ist schwer"

| Lernschritte | Lernform | Zeit | Anmerkungen |
|---|---|---|---|
| | – Wie atme ich?<br>– Wo spüre ich Bewegung?<br>– Wo spüre ich Spannung oder Schmerz?<br>b) Was bringe ich heute mit?<br>– Welche Gedanken, Gefühle und Phantasien bewegen mich?<br>c) Was davon will ich weglegen, um heute anzufangen?<br>*Kurze Anti-Interaktionsrunde zu Frage c:*<br>(symbolisches Hineinlegen in einen imaginären oder realen Korb, der dann weggetragen wird) | 10–15 min | |
| **L2**<br>Welche in Bildern und Worten verdichteten Gedanken und Gefühle zum Thema „anfangen" tauchen in mir auf? | *Gestaltung eines Clusters*<br>**1. Schritt: Einzelarbeit**<br>Anfangen ist für mich wie ...<br>**2. Schritt:**<br>Aus dem erstellten Cluster ein Wort, einen bildhaften Vergleich auswählen, der besonders anspricht.<br>**3. Schritt: „Marktplatz"**<br>– Ausgewählte Metapher deutlich lesbar aufschreiben<br>– Vorne auf der Kleidung sichtbar anheften und „auf den Marktplatz tragen".<br>– Man geht herum, liest die „Schilder" der anderen und sucht sich eine/n Partner/in, zum Austausch über das Geschriebene.<br>*Partnerarbeit:*<br>Dein Satz ... Mein Satz zum Thema Anfangen ... Was haben wir damit erfahren?<br>*Visuelle Dokumentation:*<br>Sätze auf Pinnwand anheften und einige Stichworte dazu. | 10 min<br><br>15 min<br><br><br><br><br><br><br><br><br>15 min | Sitzen im Kreis<br><br>z. B. „Anfangen ist für mich wie eine Expedition in ein unbekanntes Land."<br><br><br><br><br><br><br><br><br><br><br>zur Methode des Clusterings s. S. 58f. |

## 6 Skizzierung des Unterrichtsabschnitts „Aller Anfang ist schwer"

| Lernschritte | Lernform | Zeit | Anmerkungen |
|---|---|---|---|
| **L3** An welche konkreten Anfangssituationen aus unserem Leben erinnern wir uns? – Wie haben wir das Anfangen erlebt? – Wir rufen uns entsprechende Körperhaltungen dazu ins Gedächtnis! | *1. Schritt: Einführende Stille Einzelbesinnung* – entweder an klassische Anfänge: 1. Tag Kindergarten, 1. Tag Schule, 1. Tag Krankenpflegeschule, 1. Tag neue Station – oder freigewählt an Anfangssituationen aus der eigenen Biographie *2. Schritt: Kleingruppenarbeit* – Wie haben wir die Anfänge erlebt? – Wir erinnern uns und gestalten entsprechende Körperhaltungen und -bewegungen dazu (Standbild, Pantomime) *3. Schritt: Plenum/Großgruppe* Darstellung und Austausch über die verkörperlichten Anfänge | Gesamtzeit für L3: 90 min 5–10 min 30–40 min 30–40 min | |
| **L4** Wieviel Eigen- und Fremdführung brauche ich in Anfangssituationen? | *Interaktionsspiel* Führen und Geführtwerden **Austausch der Partner** **Auswertung im Plenum** – Was habe ich zum Thema Führen und Geführtwerden heute erlebt? – Wieviel Eigen- und Fremdführung erlebe/brauche ich in Anfangssituationen? | 60 min | Anleitung s. S. 60 |
| **L5** Welche Möglichkeiten und Hindernisse sehe ich in einer bevorstehenden konkreten Anfangssituation? Wie will ich sie gestalten? Welche Hilfen suche ich mir? | *Körperliche Einstimmung* Wer anfangen will, muß den ersten Schritt tun … – Fuß fassen. – Ich stehe fest. – Ich tue den ersten Schritt. Kurzer Austausch *Einzelarbeit:* – Wie will ich den Anfang gestalten? Was hilft mir? Was hindert mich? | 15 min 15 min | Anleitungstext s. S. 60 |

| Lernschritte | Lernform | Zeit | Anmerkungen |
|---|---|---|---|
| | *Kleingruppen*<br>– Was können wir voneinander und von anderen lernen? (evtl. unter Einbeziehung bereits erstellter Orientierungsraster z. B. für die klinische Anleitung)<br>– Wir entwickeln unsere eigene „Orientierungslandkarte" für eine Anfangssituation. | 30 min | |
| **L 6**<br>Nachspüren und Reflektieren des heutigen aktuellen Anfangens | *Prozeßreflektierendes Gespräch* anhand eines TZI-orientierten Rasters<br>– Einzelarbeit<br>– Austausch in der Gesamtgruppe | 10 min<br>30 min | Auswertungsbogen<br>s. S. 62 |

**Übungsanleitungen zu einzelnen Lernschritten:**

**Zu Lernschritt 1:**

Bei einer Anti-Interaktionsrunde kommt es darauf an, daß jede/r die Möglichkeit hat, sich zu dem Thema zu äußern. Bei dieser Form wird bewußt darauf geachtet, daß es zu *keinem* Gespräch miteinander kommt. Es kann reihum ein symbolischer Gegenstand (Stein, Holzstück, Muschel o. ä.) mit dem Thema „herumgeschickt" werden.

**Zu Lernschritt 2:**

*Grundregeln des Clusterings [Aus: G. L. Rico (1984) Garantiert schreiben lernen. Rowohlt, Reinbek bei Hamburg (S. 35)]*

Neue Aufgaben, für die es keine bereits klar vorgegebene Handlungsstruktur gibt, erfordern erfragende, schöpferische und phantasievolle Fähigkeiten. Dabei hat die rechte Gehirnhälfte entscheidende Bedeutung. Das bildliche ganzheitlich orientierte Denken der rechten Hemisphäre bahnt die Wege zu neuen Inhalten und neuen Handlungsmustern. Es stellt Verknüpfungen her zwischen den bereits gespeicherten Lernerfahrungen und der noch zu integrierenden neuen Struktur. Aus diesem Grund erleichtern methodische Formen, die die rechte Gehirnhälfte ansprechen, die Einstiegssituation.

Das Clustering als „Knüpfen von Ideen-Netzen" ist eine einfache Möglichkeit, einmal das logisch analysierende begriffliche Denken zu umgehen und aus der Fülle unserer inneren Bilder zu schöpfen:

Sie beginnen immer mit einem Kern, den Sie auf eine leere Seite schreiben und mit einem Kreis umgeben. Dann lassen Sie sich einfach treiben. Versuchen Sie nicht, sich zu konzentrieren. Folgen Sie dem Strom der Gedankenverbindungen, die in Ihnen auftauchen. Schreiben Sie Ihre Einfälle rasch auf, jeden in einen eigenen Kreis, und lassen Sie die Kreise vom Mittelpunkt aus ungehindert in alle Richtungen ausstrahlen, wie es sich gerade ergibt. Verbinden Sie jedes neue Wort oder jede neue Wendung durch einen Strich oder Pfeil mit dem vorigen Kreis. Wenn Ihnen etwas Neues oder Andersartiges einfällt, verbinden Sie es direkt mit dem Kern und gehen Sie von dort nach außen, bis diese aufeinanderfolgenden Assoziationen erschöpft sind. Dann beginnen Sie mit der nächsten Ideenkette wieder beim Kern. ...

Es gibt keine richtige und keine falsche Art, ein Cluster zu bilden. Es ist alles erlaubt. Das Cluster ist die Kurzschrift Ihres bildlichen Denkens, und das weiß, wohin es steuert, auch wenn es Ihnen selbst noch nicht klar ist."

Beispiel für ein Cluster zum Kernwort „anfangen":

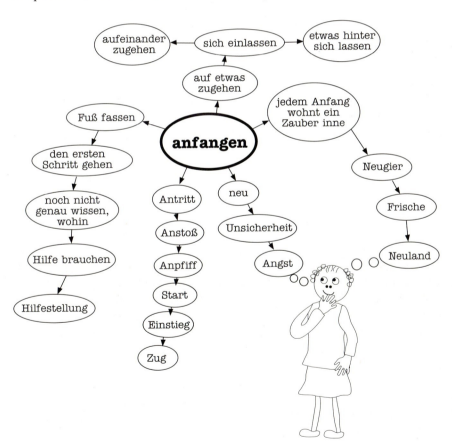

**Zu Lernschritt 4**

*Anleitung zu: Führen durch Körperkontakt*

Dieses Interaktionsspiel ist eine Modifizierung des aus der Encountertradition stammenden „Vertrauensspaziergangs". In seiner Grundform bei Vopel (1976) S. 47/48 beschrieben.

Man wählt sich einen Partner/eine Partnerin. Eine/r der beiden schließt die Augen und wird vom anderen durch den Raum geführt. Man berührt sich dabei nur mit dem Mittelfinger einer Hand. Es soll nicht gesprochen werden. Der Führende hat nun die Verantwortung dafür, wie und wohin er/sie den anderen führt, welche Gegenstände er/sie ihm/ihr zeigen möchte. Nach 10 Minuten werden die Rollen getauscht.

- Variante 1: Die Partner stehen sich gegenüber und legen die Handflächen aneinander. Der/die „Blinde" wird nun nur durch den Druck der Fingerspitzen vorsichtig rückwärts durch den Raum dirigiert.
- Variante 2: Der/die „Blinde" nennt dem/der Führenden ein „Lieblingswort" (z. B. Nachtmusik). Durch dieses Wort lauter oder leiser geflüstert wird er/sie vom Führenden durch den Raum geleitet. Da nun viele Worte durch den Raum gesprochen werden, ist für dieses Spiel viel Disziplin und Konzentration notwendig.

**Zu Lernschritt 5**

*Anleitung zu: Gestaltung der Anfangssituation*

„Bitte lockern Sie ihren Körper ein wenig durch leichtes Hüpfen und Schütteln. Stehen Sie nun ganz normal und die Beine etwa hüftbreit nebeneinander und in den Knien leicht gebeugt. Vielleicht möchten Sie die Augen schließen, um sich besser auf ihren Körper konzentrieren zu können.

Nun gehen Sie mit Ihrer Aufmerksamkeit zuerst in Ihren rechten Fuß. Spüren Sie, wie Ihre rechte Fußsohle den Boden berührt: Zehen, Vorderfuß, Mittelfuß, Fersenbereich. Versuchen Sie, den Boden unter Ihrem Fuß bewußt wahrzunehmen ... Wie fühlt er sich an – ist er kalt oder warm, rauh oder weich? Bewegen Sie Ihren Fuß nun ein wenig. Beugen und strecken Sie die Zehen, rollen Sie ein wenig zur Außenkante des Fußes und bewegen Sie den Fersenballen auf dem Boden leicht hin und her. Dann stampfen Sie einige Male fest mit dem rechten Fuß auf den Boden auf und spüren nun nach, wie sich Ihr Fuß anfühlt. Vergleichen Sie das Empfinden im rechten und linken Fuß.

Nun wenden Sie sich bitte bewußt ihrem linken Fuß zu, und gehen Sie schrittweise ebenso vor wie beim rechten Fuß. (*Bitte Anleitungstext oben benutzen.*)

Spüren Sie abschließend in beide Füße und stellen Sie sich dann vor, Sie stehen an einem herrlichen Strand, spüren den weichen, warmen Sand unter Ihren Füßen und graben sich mit den Füßen ein wenig in den Sand ein. Lassen Sie sich dafür etwas Zeit ...

Gehen Sie nun mit Ihrer Aufmerksamkeit in den rechten und dann in den linken Unterschenkel. Nehmen Sie bewußt Ihre Knie wahr und wandern Sie dann in Ihrer Vorstellung langsam zu den Oberschenkeln weiter. Spüren Sie nach, ob Sie Verspannungen oder Verkrampfungen empfinden und lockern Sie sich etwas ... Vielleicht bewegen Sie leicht die Knie, spüren Sie nach, wie Sie nun mit beiden Beinen auf dem Boden stehen ...

Stehen Sie nun leicht gebeugt in den Knien, spüren Sie in das Becken hinein, nehmen Sie in der Leibmitte Bauch und Gesäß wahr. Gehen Sie nun mit Ihrer Aufmerksamkeit aus dem Becken heraus der Aufrichtung der Wirbelsäule folgend bis zu den Schultern und dann bis zum Scheitelpunkt des Kopfes. Spüren Sie nun Ihre Aufrichtung ...

Gehen Sie nun wieder mit der Aufmerksamkeit zu den Füßen, spüren Sie nach: Wie stehe ich? Ich stehe selbständig, stehe auf meinen Füßen mit meiner ganzen Körpergestalt, meinem Empfinden, Denken und Fühlen! Ich stehe zu mir! ...

Nun kommen Sie leicht ins Schwingen. Sie bleiben gut mit dem Boden verbunden, schwingen leicht nach vorn und zurück, nach rechts und links in ganz kleinen sachten Bewegungen. Ihr Körpergewicht verlagern Sie dabei jeweils auf Vorderfuß oder Ferse, auf die Fußinnen- oder -außenkante ... Dann lassen Sie diese leichten Bewegungen ausklingen und spüren nach. Wie standfest fühle ich mich? Ich spüre mich von Fuß bis Kopf in meiner ganzen Länge und Ausdehnung ...

Aus dem sicheren Stand bereiten Sie sich nun vor, einen ersten Schritt zu tun. Sie spüren die Bodenhaftung und lösen dann behutsam die rechte Fußsohle vom Boden. Achtsam gehen Sie einen ersten Schritt.

Sie lösen dann den linken Fuß behutsam vom Boden und gehen den zweiten Schritt. Nun gehen Sie wach und bewußt in Ihrem eigenen Rhythmus durch den Raum und bleiben mit der Aufmerksamkeit in den Füßen ... Nach einer Weile kehren Sie zu Ihrem Ausgangspunkt zurück und lassen das Gehen nachklingen ...

Danach lockern Sie sich in den Gelenken, schütteln Füße und Beine, lösen auch Schultergürtel und Nackenbereich."

## Zu Lernschritt 6

| | |
|---|---|
| Auswertungsbogen: **Wie war mein Anfangen heute?** | |
| ***Ich-Ebene:*** | Wie habe ich mich am Anfang gefühlt?<br>Welche Erwartungen/Befürchtungen hatte ich?<br>Wie habe ich mich orientiert?<br>Wo habe ich mich in der Anfangssituation eher selbst geleitet, wo habe ich mich eher leiten lassen?<br>Welche Hilfen habe ich genutzt? |
| ***Wir-Ebene:*** | Wie habe ich uns als Gruppe beim Anfangen erlebt?<br>Wo haben wir uns gefördert/uns gegenseitig blockiert? |
| ***Es-Ebene:***<br>(Thema) | Wie hat mich/uns das Thema geführt?<br>Wie hat es mir beim Anfangen geholfen? |
| ***Struktur:*** | Wie habe ich die methodischen Formen/die Struktur erlebt?<br>Wie haben sie mich beim Anfangen gestützt?<br>Wie habe ich/haben wir sie genutzt? |
| ***Umfeld:*** | Was hat von „außen" auf mein/unser Anfangen eingewirkt? |

# 7 Skizzierung des Unterrichtsabschnitts „Einführung in das Kennenlernen des Körpers"

## 7.1 Allgemeine didaktische Vorbemerkungen

Der Körper des Menschen ist in der Krankenpflege zentraler Bezugspunkt des beruflichen Handelns. Der Kontakt mit den Patienten, die durch ihre Krankheit zwar als ganze Menschen betroffen sind, jedoch (zumindest in medizinisch-naturwissenschaftlichem Sinn) vorwiegend auf der körperlichen Ebene pflegebedürftig werden, geschieht meist über den Körper. Wir fühlen den Puls, reiben den Patienten mit einer Salbe ein, wir legen einen Verband an und übernehmen die tägliche Körperpflege, wenn der Patient dazu nicht in der Lage ist.

Somit ist die Körperlichkeit des Menschen auch Mittelpunkt des theoretischen Krankenpflegeunterrichts. Der Körper tritt als Unterrichtsgegenstand in spezifisch historisch-gesellschaftlich geprägter Form in Erscheinung (vgl. Mulke-Geisler 1982). Neben den Bedingungsfaktoren wie Arbeitswelt, Bildungswesen, Wohnumwelt und Freizeitbereich wirken besonders die Wissenschaften auf Körperbedeutung und Körpererleben ein. So wird der unterrichtliche Zugang zu diesem Themenbereich besonders durch das Körperverständnis der medizinischen Wissenschaft beeinflußt (zumindest in den Fächern Anatomie, Physiologie und Krankheitslehre). Der Mensch wird als Summe seiner Körperfunktionen betrachtet, die meßbar und an Normwerten orientiert sind.

Im Unterricht zur Krankenpflege und in den Sozialwissenschaften versucht man, die Verknüpfungen herzustellen, die zwischen Körper-, Seele und Geist bestehen. Die Auseinandersetzung mit dem Körper läuft aber auch hier überwiegend in sachlich-abstrahierender Form ab. Die Sinnlichkeit, Ausdrucks- und Erlebnisfähigkeit des Körpers ist weitgehend aus den Unterrichtsthemen ausgeklammert. Diese Betrachtungsweise folgt damit der entfremdeten Form des Umgehens mit dem Körper in unserer Gesellschaft (vgl. Rumpf 1981).

Dem aufmerksamen Beobachter unserer gesellschaftlichen Realität ist aber in den letzten Jahren sicher nicht entgangen, daß im Umgang mit der Körperlichkeit deutliche Veränderungen eingetreten sind. Es wird von einer „Körperrenaissance" gesprochen, die besonders den Freizeit- und Therapiebereich betrifft. Eine Vielzahl neuer oder wiederentdeckter Körpertherapien werden angeboten und fleißig genutzt. Fitneßstudios, Sportvereine und körperorientierte Kurse aller Art registrieren steigenden Zulauf. Wird hier der Funktionalisierung des Körpers nun Körperfreundlichkeit und Körperbewußtheit entgegengesetzt? Die fortschreitenden Industriegesellschaften immanente Gefühlskontrolle und Körperdisziplinierung erscheint gelockert. Man ist geneigt, zu glauben, daß der im Arbeitsalltag „entfremdete" Körper in der Freizeit seine volle Entfaltung erleben kann.

Bei genauerem Hinsehen zeigt sich allerdings, daß die Entdeckung des Körpers für individuelle Selbstentfaltung und Glücksfähigkeit (vgl. Bielefeld 1986) nicht notwendigerweise ein emanzipatorischer Vorgang ist. Der Körper- und Gesundheitsboom transportiert das Leistungsprinzip in den Freizeitbereich hinein. In den Maschinenparks der Fitneßcenter und im Quantitätsdenken vieler Jogger und Bodybuilder dokumentiert sich eine modernisierte Form von Körperentfremdung und Körperunterdrückung. Dem Körper werden bestimmte Effekte abgerungen, und er soll im Sinn von Schönheits- und Sportlichkeitsidealen funktionieren. Er soll der Norm, Fitneß, Wohlbefinden und Spaß zu vermitteln, gehorchen und wird in entsprechender Weise präsentiert (z. B. durch Sportkleidung und sportliche Accessoires). Die Funktionalisierung des Körpers ist dadurch um eine neue Variante bereichert.

Das Phänomen des Körper- und Gesundheitsbooms ist besonders unter dem Gesichtspunkt von Wirklichkeitsverarbeitung und deren Beantwortung in der Lebensgestaltung zu analysieren. Dazu läßt sich folgende These formulieren: Je kaputter die Meere, Wälder und Böden, desto „heiler" soll die direkte Umgebung sein. Je ohnmächtiger man sich angesichts von Umweltkatastrophen fühlt, desto größer ist die Wahrscheinlichkeit, daß man sich auf und in den eigenen Körper zurückzieht (vgl. Hildebrand u. Schultz 1984). Auf den eigenen Körper hat man Einfluß, er ist verfügbar und eröffnet die Möglichkeit individueller Erfolgserlebnisse. Angesichts einer zunehmend abstrakt-anonymen Lebens- und Arbeitsumwelt eröffnen die reichhaltigen Ressourcen des eigenen Körpers und seiner Innenwelt neue Erlebnisdimensionen.

Sowohl die neue „Natürlichkeit" im Blick auf Ernährung und Körperaufmerksamkeit als auch die Funktionalisierung des Körpers durch den Fitneßkult bieten subjektivistische Glücksinseln an, die leicht zu vermarkten sind (z. B. Biokost und Sportartikel). Sie lenken dadurch häufig von gemeinsam zu bewältigenden gesellschaftlichen Aufgaben ab (z. B. Engagement für gesündere Lebens- und Arbeitsbedingungen) und binden Energie, die z. B. im Kampf um solche weniger entfremdeten Lebens- und Arbeitsbedingungen notwendig wäre.

Diese aktuelle gesellschaftliche Entwicklung ist im Blick auf Fragen der Gesundheitsförderung, der Krankheitsentstehung und deren Auswirkungen auf medizinische und pflegerische Handlungsbereiche höchst bedeutsam. Für ein Berufsfeld, dessen Bezugsgröße das Spannungsfeld zwischen Gesundheit und Krankheit ist, erscheint die Auseinandersetzung mit diesem gesellschaftlichen Phänomen unverzichtbar. Denn diese Geschehen bildet die Oberflächenstruktur von Verarbeitungs- und Bewältigungsstrategien gesellschaftlich explosiver Probleme und wird zunehmenden Einfluß auf Krankheitserleben und -verarbeitung haben.

Deshalb plädiere ich für eine intensivere intellektuelle und erfahrungsbezogene Auseinandersetzung mit dem Unterrichtsinhalt Körperlichkeit. Die traditionelle Wissensaneignung über Körperbau und Körperfunktion wird dabei ergänzt durch historisch-gesellschaftliche und selbsterfahrungsbezogene Dimensionen.

Wenn man davon ausgeht, daß sich die Form der Wissensvermittlung am Bett des Patienten widerspiegelt, d. h. in der Art und Weise, wie die Pflegenden der Leiblichkeit des Patienten begegnen, kommt der Aufbereitung dieses Unterrichtsinhalts besondere Bedeutung zu. Eine vom eigenen Erleben abgespaltene und in den Formelcharakter von Fachsprache umgesetzte Zugangsweise zum Wissen um den Körper wird auch ein versachlichtes, funktionalisiertes Umgehen mit eigener oder fremder Körperlichkeit verstärken.

Wenn in der Krankenpflege von Patientenorientierung, Bedürfnisorientierung und umfassender Pflege gesprochen wird, haben wir den Menschen in seiner Ganzheit im Blick. Gestaltpsychologisch interpretiert steht zwar die „Gestalt" der Krankheit mit ihren körperlichen Erscheinungsformen im Vordergrund, aber der Hintergrund strukturiert das Ganze mit und wird beim aufmerksamen Hinspüren und Hinsehen in den Vordergrund rücken und die Ganzheit des Geschehens verdeutlichen. Um diese Aufmerksamkeit im Blick auf das Umstrukturieren von Vordergrund und Hintergrund geht es bei der Vermittlung des Unterrichtsthemas Körperlichkeit. Wenn man es verlernt hat, den eigenen Körper bewußt zu erleben, wenn man ihn als mehr oder weniger gut funktionierende Maschine betrachtet, wird sich das auch auf die Wahrnehmungsfähigkeit auswirken. Dabei werden die Sinne zu Instrumenten, die sich auf bestimmte Merkmale fixieren und Norm- und Abweichungsdaten registrieren.

Ganzheitliche Ansätze versuchen, diese reduzierte Form der pflegerischen Aufmerksamkeit zu überwinden und den Blickwinkel der Wahrnehmung zu erweitern.

Wenn das gelingen soll, müssen die Aneignungsformen sowie die Art pflegerisch relevanten Wissens überprüft werden.

Für die Auseinandersetzung mit der Körperlichkeit bedeutet das auf der inhaltlichen Ebene, den biologisch-medizinischen Fächern Wissen über die historisch-gesellschaftliche und individuelle Formung von Körperlichkeit hinzuzufügen. Wenn der menschliche Körper als etwas begriffen und verstanden werden kann, in dessen Geschichte religiöse Normen, Arbeits- und Wohnverhältnisse sowie individuelle Verarbeitungsformen ihre Spuren hinterlassen, werden körperliche Fähigkeiten, Muskelverspannungen, Funktionseinschränkungen usw. eine tiefgreifendere Bedeutung erhalten, als nur Körpermerkmale und Krankheitsbilder zu sein.

Im Blick auf die Vermittlungsformen folge ich der Argumentation Lowens (1979, S. 48), der davon ausgeht, daß Informationen erst dann zu Wissen werden, wenn man sie mit Erlebnissen und Empfindungen verbinden kann. Gerade bei der Vergegenwärtigung körperbezogenen Wissens ist der Körper als Mitlernender direkt angesprochen.

> Es gilt, den Unterricht vom Kopf auf die Füße zu stellen, d. h. durch Wahrnehmungs- und Bewegungsübungen sinnliches Lernen zu ermöglichen und eine Sensibilisierung für die eigene Körperlichkeit anzubahnen.
> Ziel dieser Lernschritte ist es, nicht nur Wissen über Aufbau und Funktion des menschlichen Körpers zu vermitteln, sondern durch Erspüren und Begreifen den eigenen Körper besser kennenzulernen.

Erst in einem zweiten Schritt geht es um Systematisierung und intellektuelle Durchdringung der biologischen Zusammenhänge. Die kulturell-gesellschaftliche Globalperspektive soll den überindividuellen Bezug herstellen und die eigene Körperlichkeit in einen größeren Zusammenhang bringen.

So wird das eigene Erleben in biologische und gesellschaftliche Zusammenhänge verknüpft. Es bildet eine Wissens- und Verstehensbasis für das Einfühlen in die Befindlichkeit kranker Menschen, für das Erkennen von Pflegebedürfnissen und für das pflegerische Handeln am Krankenbett.

Der Unterrichtsabschnitt „Einführung in das Kennenlernen des Körpers" soll in folgende Unterrichtssequenzen aufgegliedert werden:

- „Körper haben – Körper sein",
- „Körpergeschichten",
- „Körper und Kommunikation",
- „Körper und Arbeit im Krankenhaus",
- „Ich atme",
- „Ich bin beweglich",
- „Unsere Hände".

Die einzelnen Lernabschnitte bauen aufeinander auf, können aber auch nach dem „Baukastenprinzip" in andere Unterrichtszusammenhänge integriert werden (z. B. in Krankenpflege oder Anatomieunterricht).

## 7.2 Unterrichtssequenz „Körper haben – Körper sein"

**Zielrichtung**

Lehrende und Schülerinnen/Schüler versuchen gemeinsam, durch Erleben, Wissensaneignung und Reflexion, den eigenen Körper auf seinen verschiedenen Erfahrungsebenen besser zu ver-stehen und zu be-greifen.

> *Was Schülerinnen/Schüler und Lehrende dabei erleben und erfahren können:*
>
> - Durch Erinnern und Nachempfinden verschiedener Lebenssituationen das Zusammenfließen körperlicher und seelisch-geistiger Erlebnisanteile nachvollziehen.
> - Durch eine konzentrative Entspannungsübung die Empfindungsbereiche Körperorientierung und Körperbewußtsein erfahren.
> - Sich Hintergrundwissen zum Thema Körpererfahrung mit den Bereichen Körperbild und Körperschema aneignen.
> - Durch das sinnliche Empfinden beim Modellieren mit dem Material Ton Erfahrungen zum Thema Körperorientierung, Körperausdehnung und Körperbewußtsein machen.
> - Durch das Wirkenlassen künstlerischer Körperdarstellungen und durch Auseinandersetzung mit Untersuchungen zum Umgang mit dem Körper gesellschaftliche Einflüsse auf das Körpererleben wahrnehmen und interpretieren.

**Inhalte**

- Einführung in den Themenbereich Körpererfahrung,
- Strukturmodell nach Bielefeld (1986, S. 17),
- Körpererfahrung („body experience") als Gesamtheit aller im Verlauf der individuellen wie gesellschaftlichen Entwicklung erworbenen Erfahrungen mit dem eigenen Körper:

| *Körperschema* („body scheme"), der neurophysiologische Teilbereich der Körpererfahrung | *Körperbild* („body image") der psychologisch-phänomenologische Teilbereich der Körpererfahrung |
|---|---|
| – Körperorientierung,<br>– Körperausdehnung,<br>– Körpererkenntnis; | – Körperbewußtsein,<br>– Körperausgrenzung;<br>– Körpereinstellung; |

- Körper und Körpererfahrung aus kulturhistorisch-gesellschaftlicher Sicht (Elias 1977; Foucault 1976; Rittner, zit. nach Bielefeld 1986).

**Leitfragen**

1. Wie erlebe ich meinen Körper/mich selbst in verschiedenen Lebenssituationen?
2. Was nehme ich an und in meinem Körper wahr?
   (Welche Bereiche meines Körpers spüre ich deutlich/weniger deutlich?)
3. Welche Bedeutung hat die Körpererfahrung für das Selbstkonzept und welche Erfahrungsebenen gehören dazu?
4. Wie erlebe ich meinen Körper in seiner Form, Ausdehnung und Räumlichkeit?
5. Welche Spuren hinterlassen kulturell-gesellschaftliche Einflüsse in künstlerischen Körperdarstellungen?
   In welcher Form wirken diese Einflüsse auf Körpererleben und dem Umgang mit dem Körper ein?

**Verlaufsplanung**

| Lernschritte | Lernform | Zeit | Anmerkungen |
|---|---|---|---|
| **L1** Erinnern und Nachempfinden unterschiedlicher Lebenssituationen im Blick auf das Körpererleben | Themenzentrierte Gruppe mit Leitfragen<br>**Leitfragen:**<br>Wie erlebe ich meinen Körper (mich) in folgenden Situationen:<br>– in der Schule sitzend,<br>– am Strand in der Sonne liegend,<br>– nach einer körperlichen Anstrengung z. B. Bergtour/ Fußballspiel o. ä.<br>Was spüre ich dabei von mir? Welche Empfindungen standen jeweils im Vordergrund?<br><br>Methodische Alternative:<br>**Metaphereinstieg:**<br>Welche bildlichen Vergleiche fallen mir zum Thema Körper ein?<br>z. B. Körper sein ist ...<br>– manchmal, sich wie ein Sack Zement zu fühlen ...,<br>– wie ein Luftballon durch die Luft zu schweben ..., | 20–30 min | |

## 7.2 Unterrichtssequenz „Körper haben – Körper sein"

| Lernschritte | Lernform | Zeit | Anmerkungen |
|---|---|---|---|
| | – wie in einen Käfig eingesperrt zu sein … Welche Zusammenhänge kann ich zwischen den Bildern und bestimmten Lebenssituationen herstellen? | | |
| **L2** Sensibilisierung für die Empfindungsbereiche Körperorientierung und Körperbewußtsein | Konzentrative Entspannungsübung im Liegen mit anschließendem Austausch über die Erfahrungen | 45 min | Wichtig: Geeigneter Raum mit warmem Bodenbelag/ Decken. Bequeme Kleidung sollte mitgebracht werden. Übungsanleitung s. S. 70 |
| **L3** Zusammenhänge herstellen zwischen Körpererfahrung und Selbstkonzept | Theorieeinschub (Kurzreferat des Lehrenden) mit Tafelbild oder Folie) | 30 min | *Literatur:* P. Paulus, „Körpererfahrung und Selbsterfahrung in persönlichkeitspsychologischer Sicht" (zit. nach Bielefeld 1986, S. 87ff.) |
| **L4** Bewußtwerden der Form, Ausdehnung mit Räumlichkeit des eigenen Körpers und Versuch, die Empfindungen spontan auszudrücken bzw. in Material (Ton) umzusetzen | Wahrnehmungsübung im Sitzen oder Liegen (aufmerksames Durchspüren des ganzen Körpers). Anschließend mit geschlossenen Augen das Empfinden und die Vorstellung vom eigenen Körper mit dem Material Ton gestalten (dem Empfinden eine Form geben). Anschließend Gespräch über die Erfahrungen und die entstandene Form. | 60 min | Anleitungstext s. S. 71. Plastiktüten oder Zeitungen als Unterlagen bereithalten. |
| **L5** Aufzeigen der Beeinflussung von Körperdarstellungen und Körpererleben durch kulturellgesellschaftliche Bedingungen | *Entweder:* Diareihe mit Körperdarstellungen aus verschiedenen Epochen mit anschließendem reflektierendem Gespräch *Mögliche Leitfragen:* a) Wie haben die einzelnen Darstellungen auf mich gewirkt (spontaner Eindruck)? | 30 min | Auswahl einiger typischer Darstellungen |

| Lernschritte | Lernform | Zeit | Anmerkungen |
|---|---|---|---|
| | b) Welche Unterschiede der Körperdarstellungen habe ich wahrgenommen? Worauf bezieht sich die Körperdarstellung? <br> c) Welche Einflüsse könnten auf die Art der Körperdarstellung eingewirkt haben? (kurze Einzelarbeit und anschließender Austausch im Plenum). <br><br> *Oder:* Gruppenarbeit mit je einer Körperdarstellung <br> **Mögliche Leitfragen:** <br> a) Wie wirkt die Körperdarstellung spontan auf mich? <br> b) Welches Bewußtsein von Körperlichkeit vermittelt mir das Bild? <br> c) Wodurch könnte die Art der Körperdarstellung beeinflußt sein? | | |
| | Thesenartige Vorstellung der Untersuchungen von Elias zur zivilisatorischen Beeinflussung der Körperlichkeit, z. B. exemplarisch das Thema Scham und Peinlichkeit, als Schülerreferat oder als Arbeitsgrundlage didaktisch aufbereiteter Text. | 45 min | Elias 1977, Bd. 11, ab S. 397 |

**Übungsanleitungen zu einzelnen Lernschritten**

**Zu Lernschritt 2:**

*Anleitung zu: „Anspannen – Entspannen" (aus Mittermair 1985, S. 67)*

„Ich möchte mit dieser Übung beginnen, da sie vor allem für Anfänger in Meditation und autogenem Training geeignet und sehr vielseitig einsetzbar ist. Durch das Anspannen und das darauffolgende Entspannen verschiedener Körperteile wird sinnfälliger, was mit ‚Entspannung' gemeint ist.

Lege Dich bitte auf den Boden, auf den Rücken, die Beine nebeneinander, die Arme neben dem Körper. Schließe die Augen und versuche, Dich zu entspannen...

Achte auf Deinen Atem. Wo spürst Du beim Atmen Bewegung in Deinem Körper? Achte auch auf die kleinste Muskelbewegung...

Richte jetzt Deine Aufmerksamkeit auf die Muskeln Deiner Kopfhaut. Wie spürst Du Deine Kopfhaut und Stirn? Jetzt spanne Deine Kopfhaut- und Stirnmuskeln an. Halte die Spannung eine Weile.

Atme nun aus und entspanne dieses Gebiet soweit wie möglich.

Wie wir jetzt mit Kopfhaut und Stirn vorgegangen sind, so behandeln wir systematisch alle Teile unseres Körpers. Ich sage nur den Körperteil an, der jeweils dran ist. Richte zuerst Deine Aufmerksamkeit auf diese Region. Spüre, wie sie sich anfühlt. Spanne dann die Muskeln dieser Region an und lasse schließlich ganz los, entspanne diesen Körperteil. Versuche, die Muskelbewegungen zu isolieren, das heißt, nur die Muskeln der jeweiligen Region anzuspannen und alle anderen locker zu lassen. Achte darauf, welche Bewegungen flüssig ablaufen und welche ruckartig. Konzentriere Dich jetzt auf die Muskeln und Deine Augen – spanne sie – und entspanne sie.

Deine Wangen, Deinen Mund, Dein Kinn, Deinen Hals ... Deinen Nacken, Deine Schultern ... Deine Arme ... jetzt richte Dein Bewußtsein auf Deine Finger und Hände – verkrampfe sie – und entspanne sie wieder ... Deinen Brustkorb ... Dein Zwerchfell ... Deinen Bauch und Unterleib ... Deinen oberen Rücken ... Deinen unteren Rücken ...

Konzentriere Dich jetzt auf Deine Pobacken – kneife sie zusammen, so gut Du kannst – und entspanne sie ... die Muskeln Deiner Genitalien ... die Oberschenkelmuskeln ... die Knie ... die Waden ... Deine Fußgelenke, Füße und Zehen ...

Jetzt spanne noch einmal Deinen ganzen Körper an. Zieh Dich mit aller Kraft zusammen – und laß völlig los ...

Stell Dir vor, daß Dein Atem Deinen Körper immer mehr entspannt. Die Spannungen fließen mit dem Atem aus dem Körper heraus. Vertraue Deinen Körper dem Boden an. Vertraue dem Boden.

Stell Dir vor, Du sinkst in den Boden ein ... (etwa 5 Minuten). Bewege jetzt Deine Finger leicht, dann Deine Hände. Rolle den Kopf hin und her. Mache die Augen auf. Rolle Dich auf den Bauch und stehe langsam auf. Versuche, Dir die Entspannung noch eine Weile zu bewahren."


**Zu Lernschritt 4:**

*Anleitung zu: Wahrnehmungs- und Spürübungen*

Diese Übungen sind gerichtet auf:

- Bodenkontakt,
- Spüren der Körpermitte,
- Aufrichtung der Wirbelsäule,
- Spüren der Atembewegungen.

(Übungen möglichst ohne Schuhe und mit bequemer Kleidung auf Holz- oder Teppichboden durchführen.)

„Bitte lockern Sie ihren Körper ein wenig durch leichtes Hüpfen und Schütteln.

Stehen Sie nun ganz normal und die Beine etwa hüftbreit nebeneinander und in den Knien leicht gebeugt. Vielleicht möchten Sie die Augen schließen, um sich besser auf ihren Körper konzentrieren zu können.

Nun gehen Sie mit ihrer Aufmerksamkeit zuerst in Ihren rechten Fuß. Spüren Sie, wie Ihre rechte Fußsohle den Boden berührt: Zehen, Vorderfuß, Mittelfuß, Fersenbereich. Versuchen Sie, den Boden unter Ihrem Fuß bewußt wahrzunehmen ... Wie fühlt er sich an – ist er kalt oder warm, rauh oder weich? Bewegen Sie Ihren Fuß nun ein wenig. Beugen und strecken Sie die Zehen, rollen Sie ein wenig zur Außenkante des Fußes und bewegen Sie den Fersenballen auf dem Boden leicht hin und her. Dann stampfen Sie einige Male fest mit dem rechten Fuß auf den Boden auf und spüren nun nach, wie sich Ihr Fuß anfühlt. Vergleichen Sie das Empfinden im rechten und linken Fuß.

Nun wenden Sie sich bitte bewußt ihrem linken Fuß zu, und gehen Sie schrittweise ebenso vor wie beim rechten Fuß. *(Bitte Anleitungstext oben benutzen.)*

Spüren Sie abschließend in beide Füße und stellen Sie sich dann vor, Sie stehen an einem herrlichen Strand, spüren den weichen, warmen Sand unter Ihren Füßen und graben sich mit den Füßen ein wenig in den Sand ein. Lassen Sie sich dafür etwas Zeit ...

Gehen Sie nun mit Ihrer Aufmerksamkeit in den rechten und dann in den linken Unterschenkel. Nehmen Sie bewußt Ihre Knie wahr und wandern Sie dann in Ihrer Vorstellung langsam zu den Oberschenkeln weiter. Spüren Sie nach, ob Sie Verspannungen oder Verkrampfungen empfinden und lockern Sie sich etwas ... Vielleicht bewegen Sie leicht die Knie, spüren Sie nach, wie Sie nun mit beiden Beinen auf dem Boden stehen ...

Dann versuchen Sie, den unteren Bereich des Beckens wahrzunehmen. Spannen Sie dazu kurz die Beckenbodenmuskulatur an und gehen Sie dann in Ihrer Vorstellung zuerst in die Vorderseite, dann in die Rückseite des Beckens hinein. Stellen Sie sich vor, wie die Innenseiten Ihres Beckens aussehen könnten ... Versuchen Sie sich nun vorzustellen, auf dem Grund Ihres Beckens (am Beckenboden) liegt eine wunderschöne schillernde Kugel, die Sie zunächst betrachten und dann langsam hin- und herbewegen wollen. Lassen Sie sich Zeit und warten Sie, bis eine Bewegung entsteht. Vielleicht ist es ein leichtes Schwingen im Becken nach rechts oder links oder auch nach vorne oder hinten. Geben Sie sich dem sanften Schwingen Ihres Beckens eine Weile hin und spüren Sie der Kugel auf Ihrem Beckengrund nach. Lassen Sie die Bewegung dann langsam ausklingen.

Im Stehen spüren Sie dann noch einmal in die Füße, die Beine und das Becken hinein ... und gehen dann mit Ihrer Wahrnehmung langsam ihren Rücken von unten nach oben entlang. Wenn Sie in manchen Bereichen Ihres

Rückens nichts empfinden, verweilen Sie ein wenig an der Stelle und spüren Sie dann weiter den Rücken aufwärts.

Stellen Sie sich dann vor, Ihre Wirbelsäule sei ein Rohr, in das Sie von unten her einatmen und oben den Atem wieder ausstoßen. Atmen Sie ganz ruhig einige Male mit dieser Vorstellung ein und aus ...

Nun spüren Sie in die Vorderseite des Körpers hinein ... Gehen Sie vom Bauch aufwärts über die Brust bis zu den Schultern. Heben und senken Sie die Schultern einige Male und spüren Sie dann nach, wie sich Ihr Oberkörper anfühlt.

Gehen Sie nun mit Ihrer Wahrnehmung in die rechte Hand und spüren Sie die Fingerspitzen, die Finger, die Hand, das Handgelenk, den Unterarm, das Ellenbogengelenk, den Oberarm und das Schultergelenk. Wandern Sie langsam mit Ihrer Aufmerksamkeit nach oben, verweilen Sie kurz und spüren Sie nach, was sich verändert hat. Gehen Sie nun in Ihrer Wahrnehmung den linken Arm ebenso von den Fingerspitzen bis zum Schultergelenk entlang und spüren Sie dann wieder nach, wie sich nun beide Arme anfühlen.

Nun gehen Sie in Ihrer Vorstellung an die Rückseite des Halses. Wandern Sie entlang der Halswirbelsäule nach oben, spüren Sie die Kopfhaut an Ihrem Hinterhaupt, und gehen Sie mit Ihrer Aufmerksamkeit über den Oberkopf nach vorne bis zur Stirn. Runzeln Sie einige Male die Stirn und entspannen Sie dann wieder ...

Erkunden Sie nun Ihr Gesicht von der Stirn nach unten zu den Augenlidern, spüren Sie die Augäpfel, wie sie in den Augenhöhlen liegen (zuerst rechts, dann links), spüren Sie dann Ihre Nase, den rechten und linken Nasenflügel, den rechten und linken Wangenbereich, den Mund, die Lippen, wie sie locker aufeinanderliegen, die Zunge, die entspannt auf dem Mundboden liegt, den Gaumen, der sich darüberwölbt, das Kinn, das Kiefergelenk, das Sie ein wenig lockern, dann die Ohren und schließlich die Vorderseite des Halses.

Stehen Sie nun einige Augenblicke ruhig und spüren Sie, wie Sie stehen und wie sich Ihr gesamter Körper nun anfühlt ...

Greifen Sie bitte mit Ihrer rechten Hand am Oberkopf ein kleines Haarbüschel, und stellen Sie sich vor, dort wäre ein kräftiger Faden. Sie sind aufgerichtet – aufgespannt zwischen dem Boden und dem Raum über Ihnen. Sie spüren bewußt die ‚Senkrechte' in Ihrem Körper. Vielleicht haben Sie beim Nachspüren schon Bewegungen in Ihrem Körper gespürt ... Versuchen Sie nun, Ihren Atembewegungen nachzuspüren ohne bewußt auf Ihre Atmung Einfluß zu nehmen. Gehen Sie mit der Bewegung und spüren Sie das Ausströmen und Engerwerden im Ausatmen und die Weitung im Einatmen. Spüren Sie bewußt die kurze Pause dazwischen und lassen Sie den Atem ruhig fließen.

Spüren Sie eine Weile dieser Bewegung nach, genießen Sie Ihren Körper, der gut aufgerichtet, mit gutem Kontakt zum Boden zwischen unten und oben ‚aufgespannt' ist. Lösen Sie dann langsam Ihre Füße vom Boden, reiben Sie die

Hände vor den Körper, öffnen Sie die Augen und dehnen und strecken Sie sich ganz genußvoll ...

(Diese Übung kann entsprechend verändert auch im Sitzen oder Liegen durchgeführt werden.)

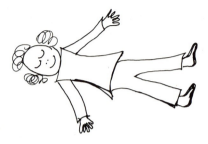

## 7.3 Unterrichtssequenz „Körpergeschichten"

**Zielrichtung**

Lehrende und Schülerinnen/Schüler setzen sich mit den Themenbereichen Körperkenntnis, Körperzufriedenheit und Umgang mit dem Körper im Freizeitbereich auf körperlich-sinnlicher und reflektierend-kritischer Ebene aufeinander.

> *Was Schülerinnen/Schüler und Lehrende dabei erleben und erfahren können:*
>
> - Ausgehend von spielerisch-selbsterfahrungsbezogenen Übungen sich die anatomisch-physiologischen Grundelemente des menschlichen Körpers vergegenwärtigen und sich mit pflegerisch relevantem Wissen zum Thema Körperkenntnis auseinandersetzen.
> - Sich durch selbsterfahrungsbezogene Fragestellung beim Betrachten eigener Photos und durch das Referieren von Untersuchungsergebnissen mit dem Thema Körperzufriedenheit auseinandersetzen.
> - Sammeln und Auswerten von Material zum Thema „Umgang mit dem Körper im Freizeitbereich" – Erkunden entsprechender Einrichtungen und Befragung der sportlich Aktiven (z. B. Fitneßcenter, Sportvereine u. ä.).
> - Durch Bereitstellung kritischer Artikel zum Thema „Körper- und Fitneßboom" sollen Verbindungen zwischen Arbeits- und Lebensbedingungen, deren Verarbeitung und daraus resultierenden Verhaltensformen gezogen werden.

**Inhalte**

*Körperkenntnis*

- Entwicklungspsychologische Aspekte,
- Verfahren zur Ermittlung von Körperkenntnissen und Untersuchungsergebnisse,
- Fördermöglichkeiten zum Thema „Kennenlernen des Körpers".

*Körperzufriedenheit*

- Bedeutung und Funktion von Einstellungen,
- das Problem der Aufgliederung in „Körper haben" und „Körper sein",
- Untersuchungsergebnisse zu spezifischen Bereichen von Körpereinstellungen,
- geschlechtsspezifische Unterschiede zum Thema Körperzufriedenheit,
- Einfluß körperlicher Aktivität auf körperbezogene Einstellungen.

*Fitneßboom und gesellschaftliche Realität.*


**Leitfragen**

1. Wie gut kenne ich wesentliche Grundelemente meines Körpers?
2. Welche Untersuchungsergebnisse zum Thema Körperkenntnis sind für pflegerische Fragestellungen relevant?
3. Mein eigener Körper – wie zufrieden bin ich damit?
   Was sagen Untersuchungsergebnisse zum Thema „Einstellung zum eigenen Körper" und zur Körperzufriedenheit?
4. Welches Selbstverständnis und welche Einstellung zum Körper haben Menschen, die bewußt einen bestimmten Sport treiben?
5. Welche Zusammenhänge bestehen zwischen dem Fitneßboom als Bewältigungs- und Verarbeitungsform derzeitiger Lebens- und Arbeitsbedingungen?

# 7 Skizzierung des Unterrichtsabschnitts „Einführung in das Kennenlernen des Körpers"

## Verlaufsplanung

| Lernschritte | Lernform | Zeit | Anmerkungen |
|---|---|---|---|
| **L1** Grundelemente des Körpers bewußt wahrnehmen | Wahrnehmungsübungen Bewegungsübungen Bewegungsspiele | | |
| | *Abschnitt 1:* **Teile des Körpers wahrnehmen** *Einstiegsspiel:* – Sich nonverbal begrüßen ohne Zuhilfenahme der Hände, danach *Partnerübung.* Man berührt sich z. B. mit Knie, Schulter, Hüfte, Fuß und versucht, sich gemeinsam fortzubewegen. | ca. 10 min | Übungen aus: Haselbach 1976 |
| | *Abschnitt 2:* **Körperflächen und Körperpunkte wahrnehmen** *Spielerische Einzelübungen* – Luftballons sollen mit verschiedenen Flächen des Körpers fortbewegt werden (z. B. Handinnenseite, Handaußenseite, Unterarm, Oberarm, Stirn, Wange, Ohr, Brust, Rücken, Oberschenkel, Unterschenkel, Fußrücken). – Bälle sollen mit Gelenkstellen fortbewegt werden (Schulter, Ellenbogen, Handgelenk, Hüfte, Knie, Fußgelenk). | ca. 10 min | |
| | *Austausch in Kleingruppen* – Wie habe ich die Übungen und Spiele empfunden? – Was habe ich dabei mit meinem Körper erfahren? | 10–15 min | |
| **L2** Wissenswertes zum Thema Körperkenntnis erfahren | Kurzer Vortrag zum Thema Körperkenntnis – | 15 min | *Literatur:* Bielefeld J: „Körpererkenntnis – Das faktische Wissen über Bau und Funktion des eigenen Körpers und seiner Teile" (zit. nach Bielefeld 1986, 188ff.) |

## 7.3 Unterrichtssequenz „Körpergeschichten"

| Lernschritte | Lernform | Zeit | Anmerkungen |
|---|---|---|---|
| **L3** Sich mit der eigenen Körperzufriedenheit auseinandersetzen | Selbsterfahrungsbezogene Auseinandersetzung mit eigenen Photos  1) Meditative Einstimmung zur Einzelbetrachtung der Bilder: Leitfragen: <br>– Kann ich mich daran erinnern, wie ich mich bei der Entstehung der Aufnahme körperlich gefühlt habe? <br>– Wie wirkt das Bild heute auf mich? <br>– Was gefällt mir an meinem Körper (Aussehen, Haltung, Körperausdruck)? <br>– Was finde ich weniger gut (komisch, unmöglich, womit bin ich unzufrieden)? <br>2) Austausch im Partnergespräch <br>3) Plenumdiskussion mit Einstiegsfrage: <br>– Welche Kriterien haben wir bei der Betrachtung und Beurteilung der Bilder angewandt? <br>– Woraus leitet sich Körperzufriedenheit ab? | 10–15 min  10 min 10–15 min | Lehrende und Schülerinnen/ Schüler werden gebeten, einige „Ganzkörperphotos" mitzubringen, mit denen ein bestimmtes Körpergefühl, verbunden ist. Mögliche Kriterien für die Auswahl der Photos: Auf welchem Bild habe ich mich körperlich sehr wohl gefühlt; kann ich mich gut leiden, mag ich mich überhaupt nicht? <br><br> Sammeln der Ergebnisse auf Wandzeitungen |
| **L4** Untersuchungsergebnisse zum Thema Körperzufriedenheit reflektieren | Lehrervortrag, unterstützt durch Folien für Definitionen und Erläuterungen  Darstellung von Untersuchungsergebnissen zum Thema Körperzufriedenheit durch kurze Schülerreferate | 5–10 min  10 min | *Literatur:* Mrazek, „Einstellungen zum eigenen Körper – Grundlage und Befunde" (zit. nach Bielefeld, 1986, S. 223ff.) |

| Lernschritte | Lernform | Zeit | Anmerkungen |
|---|---|---|---|
| **L5** Sammeln und Auswerten von Material zum Thema „Umgang mit dem Körper im Freizeitbereich" | Arbeit in Projektgruppen<br>1) Erkundungsgruppe<br>   Thema: Sportliche Aktivitäten und Körperzufriedenheit<br>2) Theoriegruppe<br>   Literaturauswertung zum Thema „Fitneßboom als Bewältigungs- und Verarbeitungsform derzeitiger Lebens- und Arbeitsbedingungen"<br><br>*Arbeitsphasen:*<br>– Vorbereitungs- und Planungssitzungen (beide Gruppen gemeinsam): Arbeits- und Zeitplan;<br>– Inhaltliche Vorbereitung: Literaturauswertung, Festlegung der Befragungsschwerpunkte;<br>– Technische Vorbereitung: Auswahl der Einrichtungen (Fitneßstudios, Volkshochschule, Sportvereine o. ä., Auswahl der zu befragenden Personen/Kontaktaufnahme/ Terminabsprachen, Art der Befragung (schriftlich/mündlich);<br>– Durchführung der Befragung,<br>– Auswertung, Darstellung und Interpretation der Ergebnisse. | 3 Unterrichtsnachmittage (ca. 3–4 Stunden) zur Vorbereitung und Durchführung<br><br><br><br><br><br><br><br><br><br><br><br><br><br><br><br><br>Je nach Präsentation 90 min und länger | *Literatur* z. B. in: Michel M (Hrsg) (1987) Kursbuch Gesundheit. Kursbuchverlag, Berlin |

## 7.4 Unterrichtssequenz „Körper und Kommunikation"

**Zielrichtung**

Lehrende und Schülerinnen/Schüler erhalten die Möglichkeit, sich mit der Bedeutung des Körpers bzw. der einzelnen Körperbereiche und -bewegungen für die zwischenmenschliche Kommunikation auseinanderzusetzen. Dies soll im Hinblick auf die Sensibilisierung für eigene Körpersignale sowie hinsichtlich der Einfühlung in die Körpersprache anderer Menschen geschehen.

## 7.4 Unterrichtssequenz „Körper und Kommunikation"

*Was Lehrende und Schülerinnen/Schüler in dieser Unterrichtssequenz erleben und erfahren können:*

- Durch selbsterfahrungsbezogenes spielerisch-bildhaftes Erleben und Gestalten wird der Bedeutung verschiedener Körperbereiche nachgespürt. Dabei werden besonders die Grundmuster der Kontaktaufnahme auf körperlicher, geistiger und seelischer Ebene verdeutlicht.
- Durch Vermittlung theoretischer Aussagen zur Körpersprache sowie durch eigenes Experimentieren wird die Bedeutung der unterschiedlichen körperlichen Ausdrucksformen reflektiert.
- Durch theoretische und praktische Auseinandersetzungen mit pflegerelevanten Fragestellungen soll der Stellenwert körperlicher Ausdrucksformen in der pflegerischen Interaktion herausgearbeitet werden.

**Inhalte**

- Grundlagen bewußter Körperwahrnehmung,
- Kriterien der Beurteilung: Ehrlichkeit, Kongruenz, Spontaneität, positive Grundhaltung und ganzheitlicher Aspekt (Literatur: z. B. Birkenbihl 1986, S. 43–62),
- Bereiche der Körpersprache:
  - Haltung (Literatur: z. B. Kurtz u. Prestera 1979, S. 31 ff., Kapitel „Energie, Schwerkraft, Erdung"; Fast 1979, S. 23–26),
  - Mimik (Literatur: z. B. Birkenbihl 1986, S. 89–19),
  - Augenkontakt: (Literatur: z. B. Fast 1979, ab S. 138),
  - Gestik (Literatur: z. B. Birkenbihl 1986, S. 120–137),
  - Raumbedürfnisse (Literatur: Fast 1979, S. 46–62).

**Leitfragen**

1. Wie erlebe ich mich/meinen Körper im Hinblick auf die verschiedenen Körperbereiche, besonders unter dem Aspekt der Kommunikation und Kontaktaufnahme?
2. Welche körperlichen Ausdrucksformen spielen in der zwischenmenschlichen Kommunikation eine wesentliche Rolle?
3. Welchen Stellenwert haben körperliche Ausdrucksformen in der pflegerischen Interaktion?
   - im Hinblick auf die Wahrnehmung eigener Körpersignale,

- im Hinblick auf die Wahrnehmung körperlicher Ausdrucksformen bei Patienten,
- im Hinblick auf die Kommunikation.

**Verlaufsplanung**

| Lernschritte | Lernform | Zeit | Anmerkungen |
|---|---|---|---|
| **L1** Erleben des Körpers im Hinblick auf die Bedeutung der einzelnen Körperbereiche – besonders unter dem Aspekt der Kommunikation | Meditative Einstimmung mit Musik | 15–20 min | Anleitungstext s. S. 81 |
| | Malen der eigenen Körperinsel | | |
| | Austausch in Kleingruppen Abschlußplenum zum Kommunikationsaspekt („Bootsanleger") | 30 min | |
| **L2** Auseinandersetzung mit körperlichen Ausdrucksformen in der zwischenmenschlichen Kommunikation | Kurzreferat zum Thema Körpersprache | 5–10 min | |
| | *Übungsaufgaben:* a) Zuordnen nichtsprachlicher Signale zu entsprechenden Situationen. b) Versprachlichung körperbezogener Signale, die auf Bildern zu sehen sind. 1. Schritt: beschreibend. 2. Schritt: interpretierend. | 30 min | Übung nach Watzlawick (zit. nach Birkenbihl 1986, S. 45–47) Anleitung s. S. 82 |
| **L3** Herausarbeiten des Stellenwertes körperlicher Ausdrucksformen in der Krankenpflege | Interaktionsspiel „Stummes Sprechen" | 30 min | Nach Vopel 1976, Nr. 162; Spielanleitung s. S. 84 |
| | Auswertung des Spiels Theoretische Exkurse und praktische Experimente zu den einzelnen körpersprachlichen Bereichen | 15–20 min | |
| | Kurzreferat zum Thema *Haltung* Haltungsexperiment | | Birkenbihl 1986, S. 66/67 Anleitungstext s. S. 85 |

## 7.4 Unterrichtssequenz „Körper und Kommunikation"

| Lernschritte | Lernform | Zeit | Anmerkungen |
|---|---|---|---|
| | Kurzreferat zum Thema *Mimik und Augenkontakt* Stirnfaltenexperimente „Der verpreßte Mund" kleines Augenexperiment Pflegerischer Aspekt: Werden Patienten zu Nicht-Personen? Pro-/Kontra-Diskussion | | Anleitung s. S. 87 |
| | Kurzreferat zum Thema *Raum- und Distanzbedürfnisse* unter dem Aspekt: Pflegerisches Handeln – Einbruch in die Intimsphäre | | |
| | Kurzreferat zum Thema *Gestik* Interaktionsspiel: „Nichtverbale Annullierung" | | Aus Stevens 1975, S. 121; Anleitungstext s. S. 87 |

### Übergangsleitungen zu einzelnen Lernschritten

**Zu Lernschritt 1:**

*Anleitung zu: Malen der eigenen „Körperinsel"*
*(nach einer Idee von Zuchtriegel 1985, S. 101)*

„Bitte malen Sie auf ein größeres Blatt (DIN A4) in einfachen Zügen in einer durchgehenden Linie den Umriß Ihres eigenen Körpers ... Stellen Sie sich vor, diese Linie sei die ‚Küstenlinie' einer kleinen Insel im Meer. Sie sind diese Insel ... Zeichnen Sie nun in diese Insel 4 Objekte ein:

- das eigene Wohnhaus,
- eine Bootsanlegestelle,
- ein Gästehaus,
- einen ganz persönlichen Rückzugsort.

Wo würden Sie diese 4 Objekte ansiedeln und wie sind sie ausgestaltet?"

**Zu Lernschritt 2:**

*Anleitung zu: Zuordnung der Signale nach Watzlawick
(zit. in Birkenbihl 1986, S. 45–47)*

„Versuchen Sie bitte, untenstehende Liste von nichtsprachlichen Signalen den fünf Kategorien Haltung, Mimik, Gestik, Abstand und Tonfall zuzuordnen. Alle Signale werden in einem Satz ‚versteckt‘, der die Gesamtsituation ein wenig umreißt bzw. erahnen läßt. Beispiel: ‚Sie lächelte verträumt‘. Analyse: Mimik."

1. Er schrie: ‚Einmal möchte ich es erleben, daß du tust, was man dir aufgetragen hat!‘
2. Sie wich einen Schritt zurück: ‚So also stellst du dir das vor?!‘
3. Er stand, lässig ans Buffet gelehnt, den rechten Fuß über den Knöchel des linken gelegt.
4. Nachdem die vierjährige Belinda ihrer Mutter versichert hatte, daß sie ihren Mantel schon allein zuknöpfen konnte, erwiderte die Mutter: ‚Natürlich kannst du das, mein Schatz!‘, während sie gleichzeitig den Mantel der Kleinen selbst zuknöpfte.
5. Während Nixon behauptete, den Kontakt zu den jungen Leuten zu suchen, streckte er mehrmals abwehrend beide Arme aus, als wollte er sie von sich wegschieben.
6. Sie wartete, auf den Ballen ihrer Füße wippend, bis die Helferin das Formular ausgefüllt hatte.
7. Er ging zum Fenster und öffnete es.
8. Sie blickte ihn stumm an, wobei ihre Nasenflügel vor verhaltener Erregung bebten.
9. Der Kaffee war so heiß, daß er ihn reflexartig ausspuckte.
10. Er sagte ironisch: ‚Lassen Sie das Kupplungspedal immer sehr schnell sausen, das ist enorm gut für's Getriebe.‘

Wollen wir uns nun diese zehn Beispiele gemeinsam ansehen:

Zu 1: Eindeutig *Tonfall*.
Zu 2: Hier könnte man sowohl *Haltung* als auch *Abstand* beurteilen, wobei letzteres den Schwerpunkt auf einen anderen Aspekt legt. Und genau darum geht es bei den ‚Grenzfällen‘. Hier gibt es keine endgültige Antwort, da die Wertung immer von der Interpretation der jeweiligen Situation abhängt. (Manche Autoren würden einen plötzlichen Schritt zurück sogar als ‚Gebärde‘ bezeichnen und ihn der Gestik zuordnen. Auch dies wäre legitim, Grenzfallzuordnungen sind immer Fragen der derzeitigen Deutung.)
Zu 3: Eindeutig *Haltung*.

Zu 4: Die Handlung der Mutter ordnen wir der *Gestik* zu. Dieses Beispiel zeigt *Inkongruenz* (s. Einleitung), also verwundert es nicht, wenn das Kind der Mutter nicht glaubt, sondern das Gefühl bekommt, man halte es für unfähig!

Zu 5: Eindeutig *Gestik* und wiederum *Inkongruenz*.

Zu 6: Eindeutig *Haltung*, wiewohl man das Wippen, wenn es z. B. absichtlich eingesetzt wird, um jemanden zu ärgern, auch als Handlung, d. h. als *Gestik* interpretieren könnte.

Zu 7: Beide Signale zusammen können wir der *Gestik* zuordnen. Wenn man jedoch den Schwerpunkt auf das Gehen richten möchte, könnte man hier noch an den Oberbegriff der *Haltung* denken. Wiederum abhängig von der Gesamtinterpretation!

Zu 8: Eindeutig *Mimik*, sowohl was den Blick betrifft als auch das Beben der Nasenflügel.

Zu 9: Zwar geschieht das Ausspucken mit dem Mund (wobei es sicher von anderen mimischen Signalen der Abscheu oder des Schmerzes begleitet wird), trotzdem könnte man statt *Mimik* auch auf *Gestik* tippen, wenn man das Ausspucken als Handlung betrachtet. Zwar beinhaltet das Wort Handlung das Wort ‚Hand', aber nicht alle Handlungen müssen von der Hand ausgeführt werden.

Zu 10: Das Wort ‚ironisch' läßt auf einen ironischen *Tonfall* schließen. Wobei Ironie oft nicht (oder falsch) verstanden wird, wenn der *Tonfall* nur um ein geringes vom Erwarteten abweicht. In noch stärkerem Maße trifft dies m. E. auf den Sarkasmus zu, wenn nämlich gewisse Informationen so gebracht werden, als meinte man sie wirklich."

*Anleitung zu: Versprachlichung körperbezogener Signale (Birkenbihl 1986, S. 49)*

„Betrachten Sie die Bilder, auf denen Personen abgebildet sind. Hierbei kann es sich um Photos aus dem Familienalbum handeln, um Zeichnungen, um Abbildungen in Illustrierten, Büchern, in der Werbung, etc.

Verbalisieren Sie nun bitte sämtliche körpersprachlichen Signale, die zu sehen sind; z. B. ‚Der Mann hier legt seinen Arm um die Frau. Sie lächelt. Das Kind steht allein abseits und blickt zu den beiden.'

Bis hierin ist es noch leicht. Nun aber wird es schwieriger: Wie blickt das Kind? Fühlt es sich einsam, ausgeschlossen, nicht beachtet oder freut es sich darüber, daß der Mann den Arm um die Frau gelegt hat?

Versuchen Sie also zunächst, beschreibend vorzugehen, um dann im nächsten Schritt die Körpersprache zu interpretieren!"

**Zu Lernschritt 3:**

*Interaktionsspiel „Stummes Sprechen" (nach Vopel 1976, Nr. 162)*

Ziele:
Dieses Interaktionsspiel sensibilisiert und motiviert die Teilnehmer, die Signale der Körpersprache bei sich selbst und anderen stärker zu beachten und in die Alltagskommunikation einzubeziehen. Zugleich können die Teilnehmer üben, Gefühle wortlos auszudrücken.

Teilnehmer:
Ab 14 Jahren. Die Gruppengröße ist beliebig.

Zeit:
Sie brauchen ca. 30 min.

Material:
Sie brauchen einen Kopfkissenbezug.

Spielanleitung:
„Bei dem folgenden Interaktionsspiel könnt Ihr üben, Euch ohne Worte auszudrücken. Zugleich könnt Ihr trainieren, bestimmte Signale der Körpersprache genau zu erfassen und zu entziffern. Ich möchte gern, daß ein Freiwilliger diesen Kopfkissenbezug übernimmt. Wenn er mit der ganzen Gruppe kommunizieren will, kann er auf seinem Platz stehenbleiben; will er mit einem bestimmten Teilnehmer kommunizieren, stellt er sich direkt vor ihn. Sobald der Freiwillige seinen Experimentierplatz eingenommen hat, zieht er den Kissenbezug über den Kopf, so daß die anderen seinen Gesichtsausdruck nicht mehr wahrnehmen können. Nun soll er versuchen, irgendeine Botschaft zu senden, ohne Worte und ohne Töne, allein durch den Einsatz seines Körpers, durch Bewegung und Stillstand. Nehmt ganz elementare Botschaften, wie zum Beispiel: Ich bin traurig. – Ich mag dich. – Ich möchte etwas trinken etc.
  Sobald der Betreffende die Botschaft gesendet hat, versuchen die übrigen, die Botschaft zu entziffern, indem sie die nonverbalen Signale in Sprache umsetzen. Der Freiwillige teilt anschließend mit, welche Mitteilung er machen wollte. Dann hat er Gelegenheit, das Experiment zu wiederholen. Anschließend gibt er den Kissenbezug an einen anderen Teilnehmer weiter, der nun in der gleichen Weise zu experimentieren beginnt.
  Habt Ihr verstanden, wie das geht? ... Wer möchte beginnen? ..."

Auswertungsgesichtspunkte:

- Wie sicher konnte ich die nonverbalen Signale entziffern?
- Welche Körperteile waren am „sprechendsten"?
- Wie habe ich mich unter dem Kissenbezug gefühlt?
- Wie habe ich gefühlsmäßig auf den vermummten Freiwilligen reagiert?
- Welche spezifischen Schwierigkeiten treten auf, wenn ich ohne Worte kommuniziere?
- Welche Vorteile bietet die Körpersprache?
- Welchen Signalen vertraue ich eher: den verbalen oder den nonverbalen?
- In welchem Ausmaß werden die Signale der Körpersprache bei uns in der Gruppe beachtet?
- Welche Konsequenzen möchte ich aus diesem Experiment ziehen?

Erfahrungen:
Das ist ein klares, anregendes und wenig belastendes Experiment. Hier können Sie als Leiter auch gut einmal mitmachen. Meistens finden die Teilnehmer heraus, daß die Hände – abgesehen vom Gesicht – der sprechendste Teil des menschlichen Körpers sind.

*Anleitung zum Haltungsexperiment (Birkenbihl 1986, S. 66–68)*

„Wie stehen Sie? – Stellen Sie sich so hin, wie Sie normalerweise stehen (z. B. wenn Sie auf etwas bzw. jemanden warten). – Stopp!
  Bleiben Sie in dieser Haltung und werden Sie sich bewußt, wie Sie dastehen: Ruht Ihr Gewicht (in der Regel) auf beiden Beinen, auf einem Bein? Verlagern Sie Ihr Gewicht regelmäßig von einem Bein zum anderen? – Stopp!
  Empfinden Sie Ihren Schwerpunkt! Wo liegt er? Im Kopf, in der Brust, im Bauch, im Rücken, im Gesäß oder in den Beinen bzw. Füßen? – Stopp!
  (Falls Sie Notizen machen wollen, jetzt die Antworten auf obige Fragen aufschreiben).

Spüren Sie Ihre Muskeln beim Stehen?
  Wieder stellen Sie sich gerade hin (nicht stocksteif, sondern so ‚gerade', wie Sie dies normalerweise tun). Dann verlagern Sie langsam und vollbewußt das Gewicht Ihres Oberkörpers so weit nach vorne, bis Sie fast umkippen. – Stopp!
  Wiederholen Sie diese Bewegung und verbleiben Sie einen Augenblick in dieser Haltung. Fühlen Sie bewußt, welche Muskelpartien Sie wo und wie stark spannen müssen, um zu verhindern, daß Sie umfallen. – Stopp!
  (Falls Sie Notizen machen wollen, jetzt Ihre Beobachtungen notieren).

Nochmals dasselbe, aber anders bitte!

Wieder werden Sie Ihr Körpergewicht verlagern, aber nun nach hinten, um zu registrieren, welche Muskelpartien jetzt wo und wie stark angespannt werden müssen, damit Sie nicht umfallen."

*Anleitungen zu Stirnfaltenexperimenten (Birkenbihl 1986, S. 96–99)*

- Experiment zur waagerechten Faltenbildung:
  „Sie besorgen sich eine Kassette (ein Tonband) mit einem fremdsprachlichen Text, Prosa oder auch Lieder. Nach dem Motto ‚Do you speak English?' suchen Sie sich nun jemanden, der diese Fremdsprache ‚ganz gut', aber eben nicht flüssig beherrscht. Nun bitten Sie diese Person, Ihnen zu helfen, Ihren Kassetten-Text genau zu verstehen.
  Dann spielen Sie Ihre Aufnahme vor, lehnen sich bequem zurück und beobachten die (mehr oder minder ausgeprägte) Bildung waagerechter Falten auf der Stirn. Als erstes sehen Sie meist ein leichtes Anheben der Augenbrauen …«

- Experiment zur senkrechten Faltenbildung:
  „Sie fragen die Gruppe:
  ‚Wer kann mit einer Hand ein Streichholz aus einer Schachtel herausholen und anzünden, ohne die Schachtel auf den Tisch oder sonstwo aufzulegen bzw. anzustützen?'
  Jeder, der diesen Versuch unternimmt, wird zu Ihrer Freude in schwächerem oder stärkerem Maß senkrechte Stirnfalten bilden! Auch dieser Versuch, wenn oft durchgeführt, bringt Ihnen wieder Vorteile für die tägliche Praxis: Ein anfängliches Augenbrauen-Zusammenziehen, das der senkrechten Faltenbildung vorausgeht (bzw. ein schwächeres Signal gleicher Bedeutung darstellt), kann Ihnen einen wertvollen Hinweis geben, wenn Sie jemandem etwas auseinanderlegen wollen. Dieses Signal bedeutet Konzentration. Wenn Ihr Gegenüber es aufweist, während es Sie gleichzeitig ansieht, dann konzentriert es sich höchstwahrscheinlich auf den Inhalt Ihrer Worte."

*Anleitung zu: Der verpreßte Mund (Birkenbihl 1986, S. 113)*

„Eric Berne schlägt in einem seiner Bücher folgendes Experiment vor, in dem nicht nur die Gesichtsmuskeln, sondern auch die Muskeln des Rückens mit den Mundwinkeln im Verband arbeiten: Setzen Sie sich hin (wenn Sie nicht sowieso gerade sitzen) und pressen Sie den Anus-Muskel zusammen. Nun beugen Sie sich leicht vor und versuchen Sie aufzustehen, ohne sich irgendwo aufzustützen und ohne die Kontrolle über den fest zusammengekniffenen Anus-Muskel zu verlieren. – Stopp!

Nun, waren Sie neugierig genug, um es zu versuchen? Dann haben Sie bestimmt festgestellt, daß die Verspannung über das Rückgrat hinauf bis zu Ihrem Mund ‚gewandert' ist. Der sogestalt zusammengezogene und dabei leicht zugspitzte Mund ist eine andere Form des verpreßten Mundes als diejenige, in der wir die Lippen geradehaltend zusammenkneifen und die Mundwinkel dabei absenken. Erste Form wird im Amerikanischen mit dem Ausdruck ‚tight-ass' umschrieben."

*Experiment zum Augenkontakt (Birkenbihl 1986, S. 103)*

„Stellen Sie einer Person die Frage, bei der Sie davon ausgehen können, daß sie darüber nachdenken muß; z. B.: Was hast du gestern abend unternommen? Oder: Wann warst du zuletzt im Kino? Oder: Kannst du ‚Nürnberg' rückwärts buchstabieren?

Hierbei werden Sie feststellen, daß die meisten Personen bei Ihrer Einleitung (du, ich wollte dich was fragen) Sie ansehen, beim Nachdenken wegsehen und dann, noch wegsehend, zu sprechen beginnen. Erst bei den letzten Worten (oder danach) blickt die Person dann wieder zu Ihnen hin.

Sie hingegen haben, wie jeder Zuhörer, der ‚guten' Augenkontakt pflegt, die ganze Zeit über hingeschaut, damit Ihr Gegenüber bei kleinen Kontrollblicken (hört der auch zu?) jedesmal Ihre Aufmerksamkeit registrieren konnte!"

*Interaktionsspiel: „Nichtverbale Annullierung" (nach Stevens 1975, S. 121)*

„Setzen Sie sich einem Partner gegenüber und sehen Sie einander an. Bitte heben Sie alles, was Sie sagen, absichtlich durch eine nichtverbale Entwertung wieder auf. Löschen Sie die Bedeutung des Gesagten aus durch eine Bewegung, einen Gesichtsausdruck, den Ton der Stimme, Gelächter oder ein anderes nichtverbales Verhalten. Bitte nehmen Sie dabei Ihr eigenes Gefühl wahr und achten Sie darauf, was Sie und Ihr Partner tun, um die gesprochenen Mitteilungen aufzuheben. Üben Sie dieses Verhalten im Wechsel etwa fünf Minuten lang … Dann bleiben Sie ein Weilchen sitzen, um dieses Erlebnis auf sich wirken zu lassen … Auf welche Art sind Sie und ist Ihr Partner verfahren? … Erkennen Sie in einer dieser Verhaltensweisen sich selbst wieder aus früheren Situationen? … Wie war Ihnen während des Auslöschens eigener Mitteilungen zumute? Was haben Sie sonst noch beobachtet? … Erzählen Sie einander, was sie während dieser Übung erlebt haben …"

## 7.5 Unterrichtssequenz „Körper und Arbeit im Krankenhaus"

Zielrichtung

Lehrende und Schülerinnen/Schüler setzen sich mit dem Problemkreis Arbeitsabläufe und -bedingungen im Krankenhaus und deren Auswirkungen auf den Körper auseinander.

Dies soll unter selbsterfahrungsbezogenen, berufsgruppenorientierten und organisationskritischen Gesichtspunkten betrachtet werden. Angestrebt wird eine stärkere Wachheit im Blick auf die körperlichen Belastungen pflegerischer Arbeit. Räumlich-organisatorische und betriebspolitische Strukturen werden kritisch beleuchtet und unter dem Aspekt der Entwicklung beruflicher Strategien zur Verbesserung der Arbeitsbedingungen reflektiert.

*Was Lehrende und Schülerinnen/Schüler in dieser Unterrichtssequenz erleben und erfahren können:*

- Durch Erspüren der besonders beanspruchten Körperbereiche (Rückenmuskulatur, Bauch- und Armmuskulatur) für den bewußten Umgang mit dem Körper im Berufsalltag sensibel werden.
- Durch Analysieren von Tagesabläufen oder Tätigkeitssequenzen pflegerischer Arbeit werden die besonderen körperlichen Belastungen herausgearbeitet.
- Durch Vorstellung von Untersuchungsergebnissen zum Thema „Körperliche Belastungen durch pflegerische Arbeit" kann das Ausmaß körperlicher Schädigungen eingeschätzt werden.
- Entwicklung und spielerisches Einüben von Strategieideen (z. B. Argumentationshilfen, Aktionen etc.), die auf eine Verbesserung der Arbeitsbedingungen hinwirken.
- Durch das Erleben entlastender, muskelstärkender und entspannender Übungen und Massagen werden Selbsthilfemöglichkeiten angeboten, um arbeitsbedingten körperlichen Schädigungen teilweise vorbeugen zu können.
- Durch theoretische Auseinandersetzung mit einer rückenschonenden Arbeitsweise (z. B. entsprechenden Hebe- und Tragetechniken) sowie durch praktisches Üben (auch mit entlastenden Hilfsmitteln) wird auf die praktische Tätigkeit vorbereitet.

## Inhalte

- Anatomie und Physiologie im Blick auf Rücken-, Nacken- und Bauchmuskulatur sowie der Armstreck- und -beugemuskeln;
- Untersuchungsergebnisse zum Thema „Körperliche Belastungen durch pflegerische Arbeit" (Literatur: z. B. Demmer u. Küpper 1984; Fuchs 1983; Pröll u. Streich 1984);
- Dokumentation von Arbeitsbedingungen in der Krankenpflege;
- Kräftigung der oben angesprochenen Muskelbereiche;
- richtiges Heben und Tragen.

## Leitfragen

1. Meine Nacken-, Rücken- und Bauchmuskeln – blinde Flecke auf meiner Körperlandkarte?
2. Welche spezifischen Körperbelastungen lassen sich aus der Analyse pflegerischer Arbeitsabläufe herausarbeiten?
3. Was sagen Untersuchungen zum Thema „Körperliche Auswirkungen pflegerischer Arbeit" über Art und Ausmaß körperlicher Schädigungen?
4. Welche Strategien sind notwendig, um die Forderung nach weniger körperlich belastenden Arbeitsbedingungen durchsetzen zu können, und wie lassen sich diese anwenden?
5. Wie kann ich persönlich durch Übungen, Massagen usw. arbeitsbedingten Schädigungen vorbeugen?
6. Welche Kenntnisse und Übungen können mir weiterhelfen, eine rückenschonende Arbeitsweise zu lernen und anzuwenden?

## Verlaufsplanung

| Lernschritte | Lernform | Zeit | Anmerkungen |
|---|---|---|---|
| **L1** Sensibilisierung für besonders beanspruchte Körperbereiche | Einzel- und Partnerübungen „Wachwerden durch Beklopfen", | 10 min | Übungsanleitung s. S. 91 |
| | Feldenkrais-Lektion: Koordination der Beuge- und Streckmuskulatur | ca. 45 min | Feldenkrais 1978, S. 148f. |
| | Austausch im Plenum | 10–15 min | |

| Lernschritte | Lernform | Zeit | Anmerkungen |
|---|---|---|---|
| **L2** Herausarbeiten spezifischer körperlicher Belastungen durch Analyse von Arbeitsabläufen | Themenbezogene Gruppen, die unterschiedliche Dokumentationsformen pflegerischer Arbeit auswerten<br><br>Vorstellung und Austausch im Plenum | 30 min | Arbeitsmaterial Pflegedokumentationen |
| **L3** Untersuchungsergebnisse zum Thema „Körperliche Auswirkungen pflegerischer Arbeit" reflektieren | Darstellung von Untersuchungsergebnissen im Lehrerreferat mit anschließender Diskussion | 10–15 min<br><br>30 min | Demmer u. Küpper 1984 |
| **L4** Sammlung von Strategieideen zur Durchsetzung von Forderungen nach weniger körperbelastenden Arbeitsbedingungen | Kleingruppenarbeit:<br>– Brainstorming,<br>– Entwicklung von Strategieplänen,<br>– individuelle Ebene,<br>– „Wir"-Ebene: Stationsteam Pflegebereich,<br>– „Globe"-Ebene: berufspolitische Einflußnahme<br><br>Umsetzung in Plan- oder Rollenspiele<br><br>Veröffentlichungsform: z. B. Entwicklung eines Strategiepapiers, Diskussion mit Gewerkschaftsvertretern, Arbeitsmedizin o. ä. | 30–45 min<br><br><br><br><br><br><br><br>45–90 min | Festhalten auf Wandzeitungen<br><br><br><br><br><br><br>Mögliche Anwendungssituationen: z. B. Entscheidungssituationen auf höherer Hierarchieebene oder Konfliktsituationen (z. B. hoher Krankenstand auf der inneren Abteilung) |
| **L5** Erleben von Übungen, Massagen usw., die arbeitsbedingten Schädigungen vorbeugen können | – Feldenkrais-Lektion: Kopfhaltung wirkt auf die gesamte Muskulatur<br>– Austausch über die Übung<br>– Gymnastische Übungen und Partnerübungen<br>– Bewußtes Aufstehen<br>– „Sprechende Rücken"<br>– „Rücken schütteln"<br>– „Rücken schütteln – Rücken an Rücken aufstehen" | 45 min<br><br><br>10–15 min<br><br><br>20–30 min | Feldenkrais 1978, S. 168<br><br><br><br><br><br>Übungen in Mittermair 1985;<br><br>Anleitungen s. S. 92 |

| Lernschritte | Lernform | Zeit | Anmerkungen |
|---|---|---|---|
| **L6** Kennenlernen und Üben rückenschonender Arbeitsweise | Durchführung eines entsprechenden Programms | | *Literatur* Abermeth L (1979) Heben, Tragen und Betten richten. Vandenhoek & Ruprecht, Göttingen |

**Literatur zum Thema „Körper und Arbeit im Krankenhaus"**

Schlüter G (1992) Berufliche Belastungen der Krankenpflege. Eine empirische Untersuchung. Huber, Bern

**Übungsanleitungen zu einzelnen Lernschritten**

**Zu Lernschritt 1:**

*Anleitung zu: „Rückenklopfen"/Kurzmassage (Mittermair 1985, S. 24)*

„Ein Partner steht mit leicht gebeugten Knien und hängenden Armen. Er läßt langsam den Kopf nach vorne auf die Brust fallen und beugt sich weiter Wirbel für Wirbel vornüber, bis der ganze Oberkörper entspannt hängt, ebenso Kopf und Arme.

Sein Partner beginnt nun, den Rücken mit den Fingern, den Handballen oder den Händen abzuklopfen. Die Schläge sollten leicht und elastisch sein. Vor allem die Wirbelsäule und die Nierenregion müssen vorsichtig behandelt werden. Es ist schön, wenn Art, Tempo, Rhythmus und Stärke der Schläge variiert werden. Gegen Ende sollte der ganze Rücken mit großflächigen Streichbewegungen der ganzen Hände bedacht werden. Zum Abschluß legt der aktive Partner je eine Hand auf die Kreuzbeinregion und eine zwischen die Schultern des Partners und ‚atmet in die Hände' (vergleiche ‚Handauflegen').

Der passive Partner richtet sich ganz langsam, Wirbel für Wirbel, wieder auf. Die Partner tauschen kurz ihre Erfahrungen aus und wechseln."

**Zu Lernschritt 5:**

*Anleitung zu: Bewußtes Aufstehen (Mittermair 1985, S. 49)*

„Was hat das Aufstehen mit dem Rücken zu tun? Abwarten ... Dieses Experiment zeigt den Unterschied zwischen verschiedenen Arten des Aufstehens. Üblicherweise stehen wir so vom Boden auf, daß wir blitzschnell aktionsbereit sind, uns aber gleichzeitig erheblich anspannen, vor allem im Rückenbereich. Damit reagieren wir auf tatsächliche oder vermeintliche Erwartungen unserer Umwelt, belasten aber den Körper.

Bei diesem Experiment geht es um Streß und wie wir auf ihn reagieren, oft auch, wenn gar kein Streß da ist.

Legt Euch bitte auf den Boden, auf den Rücken ... Könnt Ihr Euch erinnern, wie Ihr jetzt aufgestanden seid? Legt Euch bitte nochmals auf den Boden und steht in Zeitlupe so auf, wie Ihr eben aufgestanden seid. Ganz langsam. Achtet darauf, welche Muskelpartien Ihr dabei anspannt ... und legt Euch noch einmal auf den Rücken. Steht jetzt folgendermaßen auf: Rollt Euch langsam auf die Seite und auf den Bauch. Jetzt geht erst mit dem Becken hoch, stellt Euch auf die Knie und Unterarme. Jetzt auf die Hände. Nun seid Ihr im Vierfüßlerstand. Steht nun langsam mit Hilfe der Hände auf. Wenn Ihr so aufsteht, erhaltet Ihr Eure Entspannung. Steht bitte ab jetzt immer so auf, wenn Ihr nicht blitzschnell handlungsbereit sein müßt. Euer Rücken wird es Euch danken."

*Anleitung zu: „Sprechende Rücken" (Mittermair 1985, S. 55/56)*

„Bei dieser Übung könnt Ihr mit dem Rücken ‚reden'.

Setzt Euch Rücken an Rücken auf den Boden und achtet darauf, daß der Bereich, mit dem Ihr Euch berührt, möglichst groß ist. Nun macht erst mal die Augen zu und konzentriert Euch auf das Gefühl in Eurem Rücken. Wo spürt Ihr Euren Partner? Fühlt es sich angenehm an? Habt Ihr das Gefühl, geschoben zu werden? Könnt Ihr Euch anlehnen?

Nun einigt Euch – ohne zu reden, nur mit dem Rücken – darauf, wer von Euch anfängt, sich, seinen Rücken zu bewegen. Der andere paßt sich möglichst gut an. Bewegt Euch langsam, fließend, mit Phantasie ...

Spürt nach, wie es ist, zu fühlen, geführt zu werden.

(Nach etwa drei Minuten:)

Nicht sofort, sondern allmählich wechselt Ihr die Führung. Wer bisher geführt hat, versucht jetzt, sich anzupassen, sich mitzubewegen. Wie fühlt es sich an zu führen, geführt zu werden?

(Nach etwa drei Minuten:)

Und nun probiert aus, ob es möglich ist, Euch gemeinsam zu bewegen, ohne daß jemand führt. Ob Ihr Euch harmonisch bewegen könnt, ohne daß jemand den Ton angibt?

(Nach etwa drei Minuten:)
Verabschiedet Euch nun mit dem Rücken ... Sprecht zu zweit über Eure Erfahrungen. Welche der drei Möglichkeiten war Euch am liebsten? Sagt das etwas aus über Euch?"

*Anleitung zu: „Rücken schütteln – Rücken an Rücken aufstehen"*
*(Mittermair 1985, S. 51)*

„Dies sind zwei kleine Übungen, die Du vielleicht aus dem Sport kennst. Für beide sollten die Partner nicht zu verschieden groß sein.

Beim Rücken-Schütteln stellen sich die Partner Rücken an Rücken und haken die Arme ein. Nun geht der eine ein wenig in die Knie, beugt sich vor und zieht dabei den anderen hoch. Das Gesäß des oberen Partners soll auf dem unteren Rücken des unteren liegen, sonst wird sein Rückgrat zu stark gebogen (Hohlkreuz). Der untere schüttelt nun den oberen. Dieser atmet stark aus und entspannt seine Muskeln vor allem im Brust-, Bauch- und Rückenbereich.

Das Rücken-an-Rücken-Aufstehen ist einfach. Die Partner stehen Rücken an Rücken und haken wieder die Arme ein. Nun versuchen sie, sich gemeinsam zu setzen. Haben sie das geschafft, versuchen sie, gemeinsam wieder aufzustehen. Bei dieser Übung ist jeder Stütze des anderen, und es ist wichtig, die Bewegungen zu koordinieren."

## 7.6 Unterrichtssequenz „Ich atme"

**Didaktische Vorbemerkungen**

Der Atem als belebende Kraft unseres Organismus, der – wenn man die innere Atmung hinzunimmt – unseren Körper bis in die Fußspitzen durchströmt, ist ein zentraler Lebensprozeß.

Das Thema Atmung läßt sich im Tätigkeitsfeld der Krankenpflege auf mehrere Anwendungsebenen beziehen:

- auf das eigene Erleben der Atmung,
- auf das Atmen als ganzheitlicher Vorgang im Zusammenspiel körperlicher, seelischer und geistiger Abläufe,
- auf das Zusammenspiel von Atmung, Bewegung und Kreislaufsystem,
- auf anatomische Strukturen und Funktionsabläufe,
- auf die Beobachtung der Atmung,
- auf atemunterstützende Pflegemaßnahmen,
- auf Atemeinschränkungen, Atemerkrankungen,
- auf Ökologie und Atmung (Luftschadstoffe, Auswirkung, Grenzwerte).

Das Atemgeschehen ist bei vielen Patienten Ausgangspunkt pflegerischer Bemühungen. Sowohl die häufig angeordnete Bettruhe, die Krankenhausumwelt mit Klimaanlagen und wenig Frischluftzufuhr als auch Erkrankungen hinsichtlich Belüftung, Transport der Atemgase und Gasaustausch sowie andere Erkrankungen, die sich auf die Atmung auswirken, lassen die Atmung in vielen Fachgebieten zum Thema werden. Dabei wird deutlich, daß es sich um mehr als nur ein biologisches Geschehen handelt. Viele Erkrankungen, z. B. Asthma bronchiale oder Pseudokrupp, müssen in ökologisch-ganzheitlichem Licht betrachtet werden. Da seelische Zustände sich auf die Atmung auswirken, entspricht jeder Situation, jeder Gefühlslage, jeder Bewegungsfolge und körperlichen Verfassung ein bestimmtes Atemmuster, das den Organismus auf ein entsprechendes Energieniveau einpendelt. Angesichts zunehmender Umweltverschmutzung sind Kenntnisse über Luftschadstoffe sowie das Wissen um die Art der Auswirkungen von Schadstoffemissionen auf die Atmung unverzichtbar.

Aus dem Blickwinkel erfahrungsbezogenen Lernens bedeutet die Auseinandersetzung mit diesem Inhalt, die körperlich-seelischen und umweltbezogenen Zusammenhänge nicht nur wissensmäßig zu vermitteln, sondern selbst nachzuvollziehen. Um sich im pflegerischen Kontakt in die körperlichen und seelischen Atmungsvorgänge einfühlen zu können, ist der Bezug zum eigenen Erleben wichtig. Die Wechselwirkungen werden durch ein besseres Kennenlernen und eine Sensibilisierung für die eigene Atmung anschaulich begreifbar. Das unmittelbare Erleben von Spannung und Entspannung, von Enge und Weite, von Aufnehmen und Abgeben wird mit dem Wissen um die dabei ablaufenden physiologischen und psychologischen Prozesse verknüpft.

Das Thema Atmung ist nicht nur im Blick auf die pflegerische Patientenbetreuung interessant, sondern spielt bei berufsspezifischen Bewegungsabläufen (z. B. Heben und Tragen) eine wesentliche Rolle und ergänzt damit die Reihe der Argumente, die für einen ausführlichen und erfahrungsbezogenen Umgang mit diesem Unterrichtsstoff sprechen.

**Zielrichtung**

Es wird angestrebt, das Atmen als umfassenden Lebensprozeß und als existentielles Lebensbedürfnis zu vermitteln.

> *Was Schülerinnen/Schüler und Lehrende in dieser Unterrichtssequenz erleben und erfahren können:*
> 
> - Über ihre Empfindungen und Erlebnisse im Blick auf die eigene Atmung zu sprechen und sich auszutauschen (z. B. Atmung als Austauschprozeß und als Bewegungsablauf);

- sich Basiswissen über anatomisch-physiologische Zusammenhänge anzueignen;
- sich durch Atemübungen das Atemgeschehen bewußter zu machen und dabei Atemrhythmus, Atemtiefe, Atemräume und Atembewegungen zu verdeutlichen;
- sich über Konzepte zu informieren, die der Atmung im Rahmen von Gesundheit und Krankheit besondere Bedeutung zumessen;
- sich durch einige Bewegungsübungen für das Zusammenspiel von Atmung und Bewegung zu sensibilisieren;
- anhand einer Wahrnehmungsübung die Verbindung von körperlichen, seelischen, geistigen und sozialen Vorgängen zu erleben und sich mit theoretischem Hintergrundwissen zum ganzheitlichen Verständnis der Atmung auseinanderzusetzen;
- sich Kenntnisse über Luftschadstoffe und deren Einfluß auf die Atmung anzueignen.

**Unterrichtsinhalte**

*Anatomie* (Basiswissen):
- Zuführende Luftwege (Nase, Rachen, Kehlkopf, Luftröhre)
- Lungen (Form und Aufbau),
- luftleitender Bronchialbaum,
- gaswechselndes Alveolarsystem.

*Physiologie:*
- Atmungsbewegungen,
- Funktion der Atmungsmuskeln,
- Ventilation,
- Atmungsmechanik,
- Austausch der Atemgase,
- Atmungsregulation.

*Arbeitsmedizin:*
- Beeinflussung der Atmung durch Berufsarbeit.

*Ökologie:*
- Luftschadstoffe, Art der Emissionen, Grenzwerte, Auswirkungen (vgl. Klötzli 1980; Bich et al. 1984).

*Pädagogisch-therapeutische Konzepte:*
• Die Ansätze von Kallmeyer (1970), Middendorf (1977) und Speads (1983).

*Psychologie der Atmung:*
• Exemplarische Darstellung am Beispiel Angst (vgl. Lowen 1979, S. 107 ff.)

**Leitfragen für den Unterricht**

1. Was bedeutet Atmen für mich? Erinnere ich mich an Situationen und Ereignisse, in denen mit das Atmen bewußt wurde?
2. Wie erlebe ich meinen Atemrhythmus, meine Atemtiefe, meine Atemfrequenz, meine Atemräume und -bewegungen?
3. Was geschieht, wenn ich atme?
   Welche Strukturen sind daran beteiligt, und wie wirken sie zusammen?
4. Welche Konzepte messen der Atmung im Rahmen von Gesundheit und Krankheit besondere Bedeutung zu?
5. Wie drückt sich die Verbindung von körperlichen, seelischen, geistigen und sozialen Vorgängen im Atemgeschehen aus?
6. Welche Luftverschmutzungen wirken in welcher Form auf die Atmung ein?
7. Wie erlebe ich die Zusammenhänge von Atmung und Bewegung?

**Verlaufsplanung**

| Lernschritte | Lernform | Zeit | Anmerkungen |
| --- | --- | --- | --- |
| **L1** Sich erinnern an Situationen und Erlebnisse, in denen das Atemgeschehen bewußt wahrgenommen wurde | Themenzentrierte Arbeitsgruppe: Atem – was bedeutet das für mich? | ca. 20–30 min | |
| **L2** Verdeutlichung der Vorgänge bei der Atmung – Atemrhythmus – Atembewegungen – Atemräume | – Wahrnehmungsübung (Partnerübung) zum Erspüren von Atemrhythmus und Atembewegungen | 15 min | Anleitungstext s. S. 98 Zwischen den Übungen entsprechende Pausen zum Austausch des Erlebten (jeweils 5–10 min) |
| | – Übung zur Wahrnehmung der Atemräume im Liegen | 20 min | Alternativ oder zusätzlich Fingerdruckpunktübungen nach Middendorf (1985, S. 191) |

| Lernschritte | Lernform | Zeit | Anmerkungen |
|---|---|---|---|
| **L3** Erarbeitung der an der Beatmung beteiligten anatomischen Strukturen und deren Zusammenwirken | Danach Fragestellungen zur Erarbeitung anatomisch-physiologischer Zusammenhänge: <br>– Welche anatomischen Strukturen konnte ich während der Übungen wahrnehmen? <br>– Welche Strukturen sind an der Atmung beteiligt und wie wirken sie zusammen? <br>Partnerarbeit <br>anschließend Zusammentragen und Ergänzen im Plenum | 45 min <br>45 min | Die Aneignung von Wissen über anatomisch-physiologische Zusammenhänge wird durch kleine Körperübungen ergänzt (z. B. Nasendüse) |
| **L4** Darstellung und Diskussion von Konzepten, die der Atmung im Rahmen von Gesundheit und Krankheit besondere Bedeutung zumessen | Kurzreferate von Schülern mit anschließender Diskussion | 90 min | Geeignet sind z. B. Konzepte von Kallmeyer (1970), Middendorf (1977) und Speads (1983). Die entsprechenden Unterlagen erhalten die Schüler einige Zeit vorher |
| **L5** Verdeutlichung der Verbindung körperlich-seelischer und geistiger Prozesse bei der Atmung | Wahrnehmungs- und Atemübung „Ausgepumpt-aufgepumpt" <br>Austausch über die Übung <br>Sammeln und Reflektieren sprachlicher Äußerungen, z. B. „es verschlägt einem den Atem", die die körperlich-seelischen und geistigen Zusammenhänge bei der Atmung verdeutlichen <br>Kurzer theoretischer Exkurs zum Thema: Psychologie der Atmung Lehrerreferat | 60 min | Nach Zuchtriegel 1985; Anleitungstext s. S. 100 |
| **L6** Einführung in die Problematik Luftverschmutzung und Atmung | Kurzes Einstiegsreferat „Herkunft und Auswirkungen der Luftverschmutzung" | | Querverbindung zum Thema Umweltmedizin |

| Lernschritte | Lernform | Zeit | Anmerkungen |
|---|---|---|---|
| **L7** Sensibilisierung für das Zusammenspiel von Atmung und Bewegung (als Überleitung zum Themenkreis Bewegung) | Ausführen bestimmter Bewegungen und Nachspüren, wie sich die Atmung im Verhältnis zur Schwerkraft verhält | 45 min | z. B. nach oben strecken, nach unten beugen, etwas anheben, auf der Seite liegen, auf der Seite laufen oder bei Jazzgymnastik |
| Abschlußübung | „Atemschaukel" | | Nach Mittermair 1985, Handlungsanleitung s. S. 101 |

**Übungsanleitungen zu den einzelnen Lernschritten**

**Zu Lernschritt 2:**

*Wahrnehmungsübung (Partnerübung) zum Erspüren von Atemrhythmus und Atembewegungen*

Zwei Partner setzten sich hintereinander auf den Boden. Der vorn sitzende („passive") Partner schließt die Augen und versucht, seinen Atem normal fließen zu lassen.

Der dahintersitzende Partner beobachtet in einer ersten Phase die Bewegungen an Rücken und Schultern beim Aus- und Einatmen. Dann legt er/sie beide Hände breitflächig auf den oberen Bereich des Rückens und versucht, mit den Händen die Bewegungen des Atmens zu erspüren. Die Hände gleiten dann langsam schrittweise über den ganzen Rücken bis zur LWS hinunter, gehen dann auch an die Seiten des Brustkorbs und erfühlen dort die Atembewegungen. Die ganze Übung soll sehr langsam und mit viel Zeit zum Nachspüren durchgeführt werden.

Nach einer kurzen Phase des Nachklingens wechseln beide Partner die aktive und passive Rolle.

Im Anschluß an die Übung muß zunächst Raum sein, um das gerade Erlebte auszutauschen.

*„Atemraumerweitern" (Mittermair 1985, S. 58–60)*

„Diese Übung zur Bewußtmachung und Erweiterung der Atemräume ist sehr intensiv. Wende sie also nicht bedenkenlos an.

Das folgende Experiment kann Dir dabei helfen, festzustellen, in welchen Körperbereichen es Dir leichter und in welchen es Dir schwerer fällt zu atmen, welche Körperbereiche sich mühelos bewegen und in welchen Du Deinen Atem blockierst.

Diese Übung zeigt Dir vielleicht auch, daß in Deinem Körper viel mehr Platz für Luft ist, als Du denkst.

Lege Dich bitte auf den Boden, auf den Rücken, die Beine nebeneinander, die Arme neben dem Körper, die Augen geschlossen. Atme bitte durch die Nase.

Achte nun auf Deinen Atem. Was an Deinem Körper bewegt sich beim Ein- und Ausatmen?

Wie stark, wie lang ist Dein Atem?

Verändere vorerst nichts, sondern nimm nur wahr, wie Du atmest ... Machst Du eine Pause nach dem Einatmen oder Ausatmen? Sind Einatmen und Ausatmen gleich oder verschieden lang?

Atme nun in deinen Bauch. Deine Bauchdecke hebt sich, wölbt sich beim Einatmen, beim Ausatmen wird Dein Bauch wieder flach ...

Jetzt versuche, ob Du so atmen kannst, daß beim Einatmen Druck auf Deinen Beckenboden (die Region zwischen den Beinen) entsteht. Dieser Druck verschwindet beim Ausatmen wieder ...

Nun atme in Deinen unteren Rücken. Vielleicht spürst Du durch den Bodenkontakt, daß sich Dein unterer Rücken beim Atmen bewegt ... Jetzt atme vor allem mit den Seiten Deines Bauches ... Versuche nun, alle diese Bewegungen zusammenzunehmen und mit dem gesamten Bauch und Unterleib zu atmen. Dein ganzer Unterleib dehnt sich beim Einatmen aus und zieht sich beim Ausatmen wieder zusammen ...

Nun atme vor allem mit Deiner Brust. Dein Brustkorb dehnt sich beim Einatmen und zieht sich beim Ausatmen zusammen ...

Achte besonders auf die unteren Rippen und die Region um deine Schlüsselbeine ...

Nun achte auf Deinen Rücken in Höhe des Brustkorbes, vor allem auf den Bereich um die ‚falschen Rippen'. Spürst Du die Bewegung im Kontakt mit dem Boden? ... Jetzt atme in Deine Lungenspitzen, in Deine Schultern. Bewegen sich Deine Schultern beim Atmen? Nun bewege die Seiten Deines Brustkorbes beim Atmen. Versuche, einige Atemzüge lang mit der ganzen Brust zu atmen, alle genannten Bereiche zu spüren ... Und jetzt nimm einige Atemzüge lang auch noch die untere Körperhälfte hinzu ... Jetzt atme bitte in deinen Hals. Stell Dir vor, Dein Hals dehnt sich beim Einatmen und zieht sich beim Ausatmen wieder zusammen ... Jetzt atme in Deinen Rachenraum ... jetzt in Deine Kiefer- und Stirnhöhle ... Und jetzt stelle Dir vor, Dein ganzer Kopf atmet mit ...

Atme nun einige Züge mit dem ganzen Körper. Blase Deinen Körper beim Einatmen wie einen Luftballon auf und lasse ihn beim Ausatmen wieder ganz zusammenfallen ...

Atme jetzt wieder normal und spüre, wie sich Dein Atem und Dein Körper anfühlen. Was hat sich im Vergleich zum Anfang der Übung verändert?

Achte in Zukunft immer mal wieder darauf, wo und wie Du atmest! Versuche jetzt, wieder hierher zurückzukommen. Mache zuerst kleine Bewegungen mit den Fingern und Händen. Drehe den Kopf hin und her. Mache die Augen auf. Rolle Dich auf die Seite und stehe mit allen Vieren auf."

**Zu Lernschritt 5:**

*„Ausgepumpt – aufgepumpt" (nach Zuchtriegel 1985, S. 32/33)*

„Stehe entspannt. Atme die ganze Luft, die Du in Deiner Lunge hast, aus (wenn Du meinst, es sei alles heraus, stottere noch ein paarmal pa-pa-pa-, damit auch die Reserven noch abgehen). Verweile nun eine ganze Zeitlang in diesem ausgepumpten Zustand. Dein Brustkorb ist merklich eingezogen, Deine Schultern leicht nach vorn gebogen, der Kopf neigt sich. – Nimm einfach wahr, welches Gefühl dieser körperliche Zustand auslöst. Da es viele Menschen gibt, die mit einem chronisch eingezogenen Brustkorb herumlaufen, kannst du Dir nun vielleicht vorstellen, welches Grundgefühl, welches Lebensgefühl ihnen zu eigen ist. Und vielleicht geht es Dir auch auf, daß zu diesem Lebensgefühl eine ganz bestimmte Art von Lebensphilosophie gehört – wohl keine sehr optimistische.

Nun versuche das Umgekehrte: Atme so tief wie möglich ein, so daß Deine Lunge prall aufgepumpt ist, und verweile in diesem Zustand. Dein Brustkorb weitet und wölbt sich, die Schultern gehen zurück, Dein Kopf richtet sich auf. – Na, das ist doch etwas ganz anderes! Wie fühlst Du Dich nun? Wie kommst Du Dir vor?

Gehe ein paarmal zwischen den beiden Extremen ausgepumpt/aufgepumpt hin und her und beobachte genau – es ist beinahe, als ob Du zwischen zwei Charakterrollen hin und her springst: etwa ‚trauriges Huhn' und ‚stolzer Gockel'.

Auch wenn es hier scheint, als würde durch ein körperliches Ereignis ein bestimmtes Fühlen und Denken bewirkt, so haben wir doch kein Recht, von ‚Ursache' und ‚Wirkung' zu sprechen. Man könnte nämlich ohne weiteres demonstrieren, daß auch hier wieder eine Umkehrung möglich ist: Stell Dir intensiv vor, Du seist ein verängstigter, geduckter, depressiver, hoffnungsloser Mensch – vermutlich passiert dann unbewußt genau das, was Du in der vorigen Übung bewußt tun solltest: Du hörst (nahezu) auf zu atmen, hast den Brustkorb und den Kopf eingezogen …"

**Zu Lernschritt 7:**

*Übungsanleitung zur Schlußübung „Atemschaukel" (Mittermair 1985, S. 58)*

„Die Atemschaukel ist eine einfache und recht wirkungsvolle Übung zur Steigerung unseres Energiespiegels. Sie kann jedoch am Anfang Schwierigkeiten bereiten.

Wir legen uns auf den Rücken, die Beine nebeneinander, die Arme neben dem Körper, die Augen geschlossen.

Beim ersten Einatmen stellen wir uns vor, daß der Atem durch die großen Zehen in den Körper kommt, über Innen- und Oberseite der Füße und Beine fließt und durch die Genitalien, den Bauch, die Brust, den Hals, den Nacken zum Mund strömt.

Das Ausatmen nimmt in unserer Vorstellung seinen Weg vom Mund über das Gesicht, die Kopfdecke, den Hinterkopf zum Nacken und in die Schultern. Von dort über die Außenseiten beider Arme zu den Händen. Über die kleinen Finger verläßt der Atem unseren Körper.

Beim nächsten Einatmen stellen wir uns vor, daß der Atem durch die Daumen in den Körper kommt, die Innenseite der Arme entlangstreicht, über Schultern, Nacken, Kopf und Gesicht zum Mund strömt.

Wenn wir jetzt ausatmen, lassen wir den Atem über Nacken, Hals, Schultern den Rücken entlangstreichen. Über Außen- und Unterseite der Beine strömt er zu den Füßen und dort durch die kleinen Zehen aus unserem Körper."

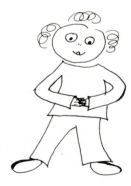

## 7.7 Unterrichtssequenz „Ich bin beweglich"

**Didaktische Vorbemerkungen**

Das Thema Bewegung läßt sich im Tätigkeitsfeld der Krankenpflege auf mehrere Anwendungsgebiete beziehen:
- auf die Freude an der eigenen Beweglichkeit,
- auf den Umgang mit der eigenen Beweglichkeit (berufsspezifische Anforderungen an die Beweglichkeit z. B. Heben, Tragen usw.),
- auf bewegungsbezogene Bedürfnisse von Patienten,
  - bei Patienten mit eingeschränkter Beweglichkeit,
  - aufgrund verordneter Bettruhe (immobilisierte Patienten),
  - bei Patienten mit Erkrankungen des Bewegungssystems bzw.
  - bei Erkrankungen/Unfällen, die mit Bewegungseinschränkungen verbunden sind,
- auf eine bewegungsfreundliche Umgebung
  (arbeitsmedizinische und unfallschutzbezogene Aspekte: Anordnung der Räume, Bodenbelag, Ausstattung der Krankenzimmer u. ä.).

Bewegung ist existentieller Ausdruck des Lebens. Das Skelett- und Muskelsystem ermöglicht dem Menschen, auf seine Umwelt einzuwirken, Kontakt aufzunehmen und auf Menschen und Umgebungsbedingungen zu reagieren. Das gilt für große Muskelbewegungen wie Gehen und Laufen und auch für subtile Fähigkeiten wie Schreiben, Sprechen, mimische und gestische Ausdrucksformen.

Bewegungsabläufe sind vielgestaltige Prozesse, die neben muskelphysiologischen Abläufen Atmungs-, Herz- und Kreislaufregulation beeinflussen. Jeder Mensch hat im Laufe seiner Lebensgeschichte seine ihm eigenen Bewegungsmuster und -gewohnheiten entwickelt. Sie formen in individueller Weise das Körperbild, die Ausstrahlung und Kommunikationsformen eines Menschen. Auch bei der Entstehung bewegungseinschränkender Krankheitsbilder (z. B. Bandscheibenbeschwerden, Arthritis, Myalgien usw.) spielen dysfunktionale Bewegungsmuster, Überbeanspruchung bestimmter Muskel- und Skelettbereiche sowie das Verkümmern von Muskelpartien (z. B. die großen Rückenmuskeln) eine bedeutsame Rolle. Unsere Bewegungsabläufe sind aufgrund unseres Lebens in der Hochzivilisation sehr einseitig und häufig im Sinne des Mensch-Maschine-Systems an die Erfordernisse technischer Apparaturen angepaßt (z. B. Schreibmaschinen, EDV-Anlagen usw.). Wenn man seinen Körper aufmerksam durchspürt, wird man feststellen, daß sich die Körperbereiche deutlicher wahrnehmen lassen, die im Alltag am häufigsten mobilisiert werden. Bei der allgemein einseitigen Lebens- und Bewegungsform wird somit ein großer Teil des Körpers „stumm" bleiben bzw. weniger gut fühlbar sein. Das hat sich für weite Teile der Bevölkerung auch durch die „neue Körperlichkeit" in Form der Fitneß- und Gesundheitswelle nicht geändert.

Mit dem Themenbereich Bewegung ist ein Gebiet angesprochen, das sich für Pflegende und Patienten auf leib-haftige alltägliche Erfahrungen bezieht und nicht nur im Blick auf pflegerische Fragestellungen relevant ist. Erfahrungsbezogene Lernangebote drängen sich hier geradezu auf und bilden das Kernstück dieser Unterrichtssequenz. Bewußtes Erspüren des Körpers in Ruhe und Bewegung, allein oder mit einem Partner bilden als körperlich-sinnliche Erfahrung den Hintergrund zu Fragen nach Aufbau und Funktion unseres Bewegungssystems und betten das Wissen in kommunikative, gesellschaftliche und lebensgeschichtliche Bezüge ein.

**Zielrichtung**

Lehrende und Schülerinnen/Schüler setzten sich mit der Bedeutung der Beweglichkeit des Körpers für das menschliche Leben und Zusammenleben auseinander.

*Was Schülerinnen/Schüler und Lehrende dabei erleben und erfahren können:*

- Für ihre eigene Beweglichkeit und die Beweglichkeit anderer Menschen sensibler zu werden.
- Grundlegende Eigenschaften des Bewegungssystems durch bewußtes Wahrnehmen zu erfahren.
- Die Grundstrukturen des Bewegungssystems benennen und ihre Funktion beschreiben zu können.
- Bewußt erleben zu können, welche Bewegungsbereiche (Kopf, Arme, Schultern, Hände, Becken, Beine, Füße) welche Bedeutung für das eigene Körpergefühl haben und welche spezifischen Bewegungsleistungen sie erbringen.
- Sich die Zusammenhänge zwischen Bewegung, Atmung und Herz-Kreislauf-Tätigkeit bewußt zu machen.
- Konzepte kennenzulernen, die dem Bewegungssystem in Therapie und Pädagogik besondere Bedeutung zumessen.

**Inhalte**

*Anatomie:*
- Allgemeine Knochen- und Gelenklehre,
- allgemeine Muskellehre,
- Zusammenwirken von Skelett- und Muskelsystem (funktionelle Anatomie).

*Physiologie:*
- Grundzüge der Muskelphysiologie (Muskeldurchblutung, Muskelstoffwechsel),
- nervöse Kontrolle von Haltung und Bewegung,
- Leistungen des Bewegungssystems (Koordination, Flexibilität, Kraft, Ausdauer, Geschicklichkeit, Gleichgewicht),
- Exkurs Arbeitsphysiologie (ergometrische Untersuchungen, Biomechanik).

*Bewegungswahrnehmung:*
- Grundformen der Bewegung/Bewegungserfahrungen in Zeit, Dynamik und Raum,
- Bewegung, Lebensgeschichte und gesellschaftliche Prägung,
- Konzepte, die der Bewegung besondere Bedeutung zumessen: Feldenkrais (1978), Bioenergetik (Lowen 1979).

**Leitfragen für den Unterricht**

1. Ich bin beweglich. – Was bedeutet das für mich?
   Wie erlebe ich die Beweglichkeit anderer Menschen?
2. Wie erfahre ich die grundlegenden Eigenschaften des Bewegungssystems?
3. Welche Bewegungsstrukturen wirken in welcher Weise zusammen?
4. Wo fühle ich mich in meiner Beweglichkeit besonders wohl?
   Welche Leistungen erbringt mein Bewegungssystem?
5. Wie hängen Bewegung, Atmung, Herz-Kreislauf-Regulation zusammen?
6. Welche pädagogisch-therapeutischen Ansätze messen der Bewegung besondere Bedeutung zu?

**Verlaufsplanung**

| Lernschritte | Lernform | Zeit | Anmerkungen |
|---|---|---|---|
| **L1** Erspüren der eigenen Beweglichkeit in der passiven Rolle und Sensibilisierung für die Beweglichkeit des anderen in der aktiven Rolle | Sich gegenseitig durchbewegen in einer Partnerübung | 15–20 min | Als musikalische Führung empfiehlt sich sanfte Klaviermusik oder Panflöte. Übungsanleitung s. S. 107 |

| Lernschritte | Lernform | Zeit | Anmerkungen |
|---|---|---|---|
| Sich austauschen über das Erlebte während der Übung und Erinnern an lebensgeschichtliche Ereignisse im Blick auf Bewegung | Themenzentrierte Kleingruppe: Ich bin beweglich, Du bist beweglich – Was bedeutet das für mich und für dich? | 30 min | |
| **L2** Nachempfinden bestimmter bewußt langsamer Bewegungsabläufe | Feldenkrais-Lektion: Grundlegende Eigenschaft von Bewegung | 45 min | Anleitung s. Feldenkrais 1978, S. 128–137 |
| Austausch über Erfahrungen | Plenumsgespräch | 15 min | |
| **L3** Zusammentragen und Ergänzen von Wissen über anatomisch-physiologische Grundlagen der Bewegung | Einzelarbeit mit Bewegungsübungen Danach Austausch und Bearbeitung in Partnerarbeit Ergänzung im Plenum a) Arm im Stehen waagerecht neben dem Körper ausstrecken und langsam „zusammenfallen" (zum Körper heranbeugen) b) Übung für Rücken-, Oberschenkel- und Hüftmuskulatur | 45 min | Hilfsmittel wie Wandkarten, Skelett und entsprechende Nachschlageliteratur bereitstellen  Übungsanweisung: Führen Sie bitte im Stehen den rechten in die Taille gestützten Arm mit dem linken gebeugten Knie zusammen. Ellenbogen und Knie sollten sich treffen. Danach Wechsel linker Arm/rechtes Knie |
| | c) Übung mit Arbeit für die Bauchmuskulatur | | Übungsanweisung: Bitte setzen Sie sich mit gestreckten Beinen auf den Boden – die Hände sind hinter dem Körper locker aufgestützt. Heben Sie nun gleichzeitig die gestreckten Beine an und setzen Sie diese langsam wieder ab (bitte 3- bis 5mal wiederholen) |

| Lernschritte | Lernform | Zeit | Anmerkungen |
|---|---|---|---|
| | Zur Übungsreflexion Bearbeitung eines Selbstbeobachtungsbogens | | Mögliche Fragen für Selbstbeobachtungsbogen: <br> 1) Welche Empfindungen löst die Übung bei mir aus? <br> 2) Wo entsteht Muskelspannung bzw. -entspannung? <br> 3) Wo entsteht Beugung/Streckung? <br> 4) Wo entsteht die Bewegung im Körper/ Wo beginnt der Bewegungsimpuls? |
| **L4/L5** Sensibilisierung für wesentliche Grundelemente von Haltung und Bewegung <br> – Bodenkontakt, <br> – Körpermitte, <br> – Stellung der WS, <br> – Atemfluß, <br> und Verdeutlichung der Leistungen des Bewegungssystems und des Wechselspiels zwischen Bewegung, Atmung und Herz-Kreislauf-System | Feststellung und Fixierung von Blutdruck, Puls und Atemfrequenz in Partnerarbeit <br><br> Atem- und Wahrnehmungs-Übungen im Stehen <br><br> Aerobicübungen mit Musik, die eine Erfahrung der Leistungsbereiche des Bewegungssystems ermöglichen (Koordinationsübung 3 und 4 auf der Platte) <br> Flexibilität <br> Kraft <br> Ausdauer <br> Geschicklichkeit <br> Gleichgewicht <br><br> Danach wiederholte Messung und Fixierung der genannten Vitalzeichen <br><br> Austausch in 4er-Gruppen auf der Grundlage der Leitfragen 4 und 5 | <br><br><br><br> ca. 45 min <br><br><br><br><br><br><br><br><br><br><br><br><br><br> 15 min | <br><br> z. B. Übung S. 72 <br><br> z. B. LP: Brigitte Aerobic Stereo 296112-365 (Gruner & Jahr 1983, zusammengestellt von Ilse Döring); Plattenseite 1: für Anfänger |
| **L6** Bekanntwerden mit den Konzepten der Bioenergetik und Feldenkrais-Methode | Referate von Schülern auf der Grundlage von Artikeln und Buchauszügen | 2mal 45 min | Mögliche Materialquellen: Kirschner T (1985) „Wenn der Körper krank ist, sind Körper und Psyche falsch erzogen. Die Feldenkrais-Methode." Psychologie heute, Okt. 85, S. 33–37 |

## Übungsanleitungen zu einzelnen Lernschritten

**Zu Lernschritt 1:**

*Anleitung zur Partnerübung „Gegenseitig durchbewegen"*

(Diese Übung kann durch sanfte Klaviermusik begleitet werden)

Der passive Partner steht, evtl. mit geschlossenen Augen und gutem Bodenkontakt, locker und entspannt und läßt das Bewegtwerden mit sich geschehen.
Der aktive Partner beginnt nun langsam und behutsam, an der rechten Hand die einzelnen Finger an den Gelenkstellen zu bewegen. Das können beugende, streckende oder vorsichtig kreisende Bewegungen sein. Dann wird die Hand im Handgelenk bewegt. Es folgt das passive Bewegen des Unterarms, des Oberarms und des Schultergelenks. Hier können größere kreisende oder schwingende Bewegungen ausgeführt werden. Danach wird der rechte Arm sanft vom Schultergelenk bis zu den Fingerspitzen ausgestrichen.
Es schließt sich das Durchbewegen des linken Armes in gleicher Weise an. Nach dem Ausstreichen des linken Armes werden beide Arme gleichzeitig oder abwechselnd bewegt.
Im Anschluß daran werden die Hände rechts und links am Hinterkopf angelegt und der Kopf zart kreisend hin- und herbewegt: leicht zu den Seiten und nach vorn. Zum Abschluß werden die Schultern sanft umfaßt und der gesamte Oberkörper leicht von rechts nach links gedreht. Die Bewegungen sollten zart und in kleinen Bewegungen ausklingen. Die Hände verabschieden sich durch leichtes Abstreichen vom Hinterkopf zu den Schultern hin. Danach spüren beide Partner eine Weile ihren Körperempfindungen nach und wechseln dann die Rollen.

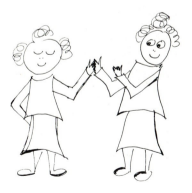

## 7.8 Unterrichtssequenz „Unsere Hände"

> Du bist in deinen Händen,
> Du bist deine Hände,
> Deine Hände sind du.
> (Schaffer 1985)

**Didaktische Vorbemerkungen**

Der Beweglichkeit und der Bedeutung der Hände wird im Rahmen des Bewegungssystems besondere Aufmerksamkeit gewidmet. Dieses Vorgehen wird durch die Bedeutsamkeit der Hände im pflegerischen Handeln begründet. Sie sind wichtigstes Kommunikationsmittel und entscheidendes „Werkzeug" in der Interaktion mit dem Patienten. Wir er-fühlen mit den Händen das Befinden unserer Patienten (z. B. über die Wärme und Vibration der Haut) und drücken mit unseren Händen Mitgefühl, Trost, Verständnis oder Ermunterung aus. Unsere Hände als Medium der Berührung haben somit im Blick auf die Pflege einen spezifischen Mitteilungscharakter.

Die Hände sind der Körperbereich, in dem viele körperliche, seelische und zwischenmenschliche Geschehnisse ihren Ausdruck finden. Heftige Emotionen bringen z. B. unsere Hände sehr stark in Bewegung (wir ballen die Fäuste, strecken unsere Hände aus, reiben uns die Hände etc.). Ebenso bringen Erlebnisse mit den Händen (berühren, ertasten, jemandem die Hand reichen) innere Prozesse (z. B. Emotionen) in Bewegung.

Auch sprachliche Bilder geben Hinweise auf die leib-seelischen Zusammenhänge im Blick auf den Gebrauch unserer Hände („Jemand hat eine glückliche Hand", „Man hat sich die Finger verbrannt", „Jemandem sind die Hände gebunden" oder „Man gibt etwas aus der Hand").

Die Bedeutsamkeit der Hände für unser persönliches Empfinden und zwischenmenschliche Kommunikation hat eine ihrer Wurzeln in ihrer anatomischen Gestaltung. Die Form erlaubt vielfältige Zugriffsmöglichkeiten, und der Feinaufbau der Haut in diesem Bereich gestattet unseren Händen eine Vielzahl von Empfindungen und Reaktionsmöglichkeiten.

Unter berufsspezifischen Gesichtspunkten möchte ich den Zusammenhang von körperlicher Berührung mit den Händen und dem Gefühlskontakt (mit jemand in Berührung bleiben, von jemand angerührt werden) ansprechen. Somit kommt der pflegerischen Berührung mit den Händen im Blick auf das Kennenlernen eines Patienten und das Einfühlen in einen Patienten besondere Bedeutung zu.

## 7.8 Unterrichtssequenz „Unsere Hände"

**Zielrichtung?**

Im Mittelpunkt sollen das Kennenlernen der eigenen Hände und die Bedeutung von Aufbau und Funktion der Hände im Blick auf das pflegerische Handeln stehen.

> *Was Schülerinnen/Schüler und Lehrende in dieser Unterrichtssequenz erleben und erfahren können:*
> - Ihre Hände als Empfindungs- und Ausdrucksorgan kennenzulernen.
> - Sich die leib-seelischen Zusammenhänge in sprachlichen Bildern und deren anatomisch-physiologischer Entsprechung zu verdeutlichen.
> - Sich das Erleben der Hände als Kontakt- und Kommunikationsmittel und als „Werkzeug" in der pflegerischen Beziehung bewußt zu machen.
> - Über die Bedeutung der Berührung in der pflegerischen Arbeit zu reflektieren und sich darüber auszutauschen.

**Unterrichtsinhalte**

- Knochenaufbau der Hand (Handwurzel, Knochen der Mittelhand, Fingerknochen, Handgelenk, Daumen).
- Muskeln, die auf das Handgelenk und die Finger einwirken.
- Somatoviszerale Sensibilität (Hautsinn, Tiefensensibilität, Thermorezeptoren).

**Leitfragen für den Unterricht**

1. Wie erleben wir unsere Hände als Empfindungs- und Ausdrucksorgane?
2. Wie werden Hände im leib-seelischen Zusammenhang durch sprachliche Bilder symbolisiert und wie lassen sich diese Bilder durch somatoviszerale Bedingungen erklären?
3. Wodurch werden unsere Hände zu Kontakt- und Kommunikationsmedien? Wie benutzen wir unsere Hände als pflegerisches „Handwerkszeug"?
4. Welchen Stellenwert hat die „Berührung" in der pflegerischen Arbeit?

# 7 Skizzierung des Unterrichtsabschnitts „Einführung in das Kennenlernen des Körpers"

**Verlaufsplanung**

| Lernschritte | Lernform | Zeit | Anmerkungen |
|---|---|---|---|
| **L1** Sich die eigenen Hände als Empfindungs- und Ausdrucksorgan bewußt machen | „Handstudien" Einen Gipsabdruck der eigenen Hand herstellen oder eine Hand mit dem Bleistift umfahren und abzeichnen Austauschphase Die eigene Hand beschreiben (z. B. meine Hand erzählt eine Geschichte) Danach Vergleiche mit anderen (Unterschiede in der Größe, Breite, Handlinien usw.) in Partnerarbeit oder Vierergruppe oder alternativ *Wahrnehmungsübungen* – Aufmerksamkeit – Bewegung – Bewegung als Ausdruck | 45–60 min | vgl. Schneider W, Sitzmann S (1982) Krankenbeobachtung, Rocom, Basel Anleitungstext Gross 1984 Übungsanleitung s. S. 111 |
| **L2** Sich die Bedeutung der Hände in sprachlichen Bildern veranschaulichen und leibseelische Zusammenhänge vor dem Hintergrund anatomisch-physiologischer Kenntnisse zu erklären versuchen | Pantomimische Darstellung sprachlicher Redewendungen (z. B. jemanden in der Hand haben) Themenzentrierter Austausch über die sprachlichen Bilder im Plenum Was macht unsere Hände so ausdrucks- und empfindungsfähig? Kleingruppenarbeit Erarbeitung des anatomisch-physiologischen Grundwissens Zusammentragen und Ergänzen im Plenum | 30–45 min<br><br>30–45 min | <br><br><br>Bereitstellung von Hilfsmitteln<br><br>Modelle, Karten, Skizzen, Literatur |
| **L3** Sich die Hände als Kontakt- und Kommunikationsmittel und als „Werkzeug" in der Krankenpflege bewußt machen | Kommunikationsspiel „Dialog der Hände" Austauschphase | 30–45 min | Aus Stevens 1975; Übungsanleitung s. S. 112 |

## 7.8 Unterrichtssequenz „Unsere Hände"

| Lernschritte | Lernform | Zeit | Anmerkungen |
|---|---|---|---|
| **L4** Sich mit der Bedeutung der Berührung in der pflegerischen Arbeit auseinandersetzen | – Handmassage und anschließend<br>– Interaktionsspiel „Ich bin in deinen Händen"<br>evtl. alternativ Besinnungsübung<br>Austauschphase | 60 min | Nach Gross 1984 aus Gudjons et al. 1986 Übungsanleitungen s. S. 12<br><br>nach Gross 1984 Übungsanleitung s. S. 113 |

**Übungsanleitungen zu einzelnen Lernschritten**

**Zu Lernschritt 1:**

*Wahrnehmungsübungen (nach Gross 1984, S. 126)*

„1. Zentrieren Sie Ihre Aufmerksamkeit auf Ihre Hände: Wie fühlen sich Ihre Hände jetzt an? Was nehmen Sie von ihnen wahr? Die Haut – die Muskeln und die Sehnen –, die Knochen und Gelenke –, das Bindegewebe –, das Blut, das in Ihren Händen zirkuliert? Wie fühlen sich Ihre Hände an? Kalt oder warm? Entspannt oder angespannt? Weich oder fest?
(3 Minuten)
2. Bewegung: Jede Hand hat 27 Knochen und 32 Gelenke. Überlegen Sie, was Sie alles mit Ihrer Hand tun können und was nicht? Wo sind die Möglichkeiten und Grenzen?
Beginnen Sie mit Ihren Händen zu experimentieren: Lockern Sie sie, schütteln Sie sie, spannen Sie sie an und entspannen Sie sie wieder. Spielen Sie mit Ihnen. Bewegen Sie sie so, wie Sie sie sonst nie bewegen. Massieren Sie mit einer Hand die andere. Lassen Sie die eine Hand geben und die andere nehmen. Lassen Sie Ihre Hände gegeneinander kämpfen. Erforschen Sie Ihren Körper mit Ihren Händen.
(5 Minuten)
3. Bewegung als Ausdruck: Versuchen Sie, mit Ihren Händen bestimmte Gefühle, Situationen und Wünsche auszudrücken: Abwehr, Kampf, Schmerz, Verletztsein, Schutz, Wut, Verlangen, Sehnsucht, Zärtlichkeit, Liebe, Zuwendung etc.
(2 Minuten)"

**Zu Lernschritt 3:**

*Anleitungstext „Dialog der Hände" (Stevens 1975)*

„Schauen Sie einander schweigend an … Heben Sie die Hände etwa in Augenhöhe und berühren Sie die Hände des Partners … Richten Sie die Aufmerksamkeit auf die Hände, während Sie einander weiterhin in die Augen sehen, und lassen Sie die Hände in angenehmer Art eine Beziehung zum Partner aufnehmen. Lassen Sie Augen und Hände in den nächsten drei oder vier Minuten sich still unterhalten …

Ganz, ganz langsam bringen Sie die Unterhaltung zu Ende, nehmen Sie mit Händen und Augen voneinander Abschied … Schließen Sie die Augen und bleiben Sie eine Weile still bei sich selbst …

Dann kehren Sie zum Partner zurück und erzählen ihm kurz, was Sie bei Unterhaltung und Abschied empfunden haben …"

**Zu Lernschritt 4:**

*„Handmassage" (nach Gross 1984, S. 127)*

- „Massieren Sie sich gegenseitig die Hände. Der Nehmende liegt auf einer nicht zu harten Unterlage und der Gebende sitzt neben ihm. Der Nehmende hat nichts zu tun, außer zu genießen. Der Gebende versucht, soweit wie möglich das zu erspüren, was dem Nehmenden gut täte, und versucht, ihm das zu geben. Versuchen Sie, möglichst wenig zu sprechen. Es kommt nicht auf ausgereifte Massagetechniken an, sondern darauf, dem anderen die Zuwendung zu geben, die er gern hat. Wechseln Sie festes Massieren mit sanftem Streicheln ab und achten Sie darauf, daß es beiden Spaß macht. Tauschen Sie dann die Rollen. – (20–30 Minuten)
- Verabschieden Sie sich von den Händen des anderen und nehmen Sie sich jetzt genügend Zeit, um über die Erfahrungen zu sprechen.
- Zentrieren Sie sich und achten Sie darauf, wie das für Sie ist, jetzt wieder allein zu sein."

*„Ich bin in deinen Händen" (Gudjons et al. 1986)*

„*Durchführung:*
Die Gruppe teilt sich in Paare. Die Paare entscheiden, wer A und wer B sein will. A setzt sich im Schneidersitz bequem so hin, daß er/sie einige Zeit in dieser Haltung sitzen kann, und legt die Hände wie eine Schale mit den Innenflächen nach oben in seinen/ihren Schoß. B streckt sich der Länge nach auf dem Boden

aus, so daß er/sie mit dem Hinterkopf in A's Hände liegt. Beide suchen eine angenehme Stellung und schließen die Augen. A spürt in sich hinein, wie es ihm/ihr damit geht, jemanden auf diese Weise ‚in den Händen' zu halten. B versucht, so tief wie möglich in sein/ihr Gefühl (z. B. des Gehaltenwerdens, des Beschütztseins, des Aufgehobenseins) hineinzugehen. Er/sie achtet auf Schwierigkeiten, Phantasien, Erinnerungen und Gefühle, die hochkommen (5 Minuten) Anschließend Wechsel.

*Auswertung:*
1. Paargespräch.
    - Wie ist es mir ergangen?
    - Was ist mir eingefallen?
    - Was habe ich gefühlt?
    - Wie habe ich dich wahrgenommen?
2. Gruppengespräch zum Thema: ‚Vertrauen'.
    - Kann ich anderen wirklich vertrauen? Mich loslassen? Mich jemandem anvertrauen?
    - Wann kann ich es? Wann nicht?
    - Wo habe ich Grenzen, Schwierigkeiten?
    - Gibt es Verbindungen zu meiner Geschichte?"

## Besinnungsübung (nach Gross 1984)

„Konzentrieren Sie sich wieder auf Ihre Hände, und spüren Sie sie nach. Überlegen Sie, daß sie nicht immer so waren, sondern sich entwickelt haben, daß sie früher kleiner waren, zarter, ohne Haare, ohne Wunden. Und jetzt gehen Sie langsam zurück, wie Ihre Hände gestern waren, wie vor einem Jahr, wie vor fünf Jahren, vor zehn Jahren? Was haben Sie damals mit Ihren Händen gemacht? Was wollten Sie machen und konnten oder durften es nicht? Wie waren Ihre Hände, als Sie acht Jahre alt waren? Wie, als Sie zwei Jahre waren? Wie direkt nach der Geburt? Und jetzt vergleichen Sie: Sind das noch die gleichen Hände? Kennen Sie das Lied, ‚Sind so kleine Hände' von Bettina Wegener? Auch in den Händen speichern sich die Erfahrungen eines ganzen Lebens. Was ist inzwischen passiert? Was waren schlimme Verletzungen? Können Sie sich vorstellen, wie das ohne Hände wäre? Oder mit verkrüppelten Händen? Wie würde dann Ihr Leben aussehen, Ihr Alltag? Was wäre da Ihr ‚erster Griff' am Morgen?

Welche schönen Situationen haben Sie mit Ihren Händen erlebt? Was haben Sie gern mit Ihren Händen getan? Wie werden Ihre Hände in 5, in 10, in 20 oder 50 Jahren sein? Was wird Ihnen bis dahin alles begegnen?"

# 8 Skizzierung des Unterrichtsabschnitts „Vorurteile – die Sprünge in unserer Brille"

**Didaktische Vorbemerkungen**

Das Thema „Vorurteile" ist inhaltlich eingebettet in den sozialwissenschaftlichen Unterricht. Dort bildet es unter der Überschrift: „Soziale Wahrnehmung" einen Teilbereich des Stoffangebots.

Über Vorurteile zu sprechen, ist überall dort unverzichtbar, wo Menschen miteinander in Kontakt treten. Für das Interaktionsgefüge des Krankenhauses gilt das in besonderer Weise. Hier treffen Menschen vor dem Hintergrund unterschiedlich festgeschriebener sozialer Positionen und Rollen aufeinander. Über die verschiedenen Berufsgruppen, über Vertreter der verschiedenen Funktionsbereiche und über Patienten und deren Angehörige haben wir alle bestimmte Bilder in unseren Köpfen.

Da das Krankenhaus auch Spiegel unserer Kultur ist, sind diese Bilder gesellschaftlichen Normen und Werten entsprechend eingefärbt. Um bestimmte Berufe (z. B. Arzt oder Krankenschwester) ranken sich noch immer Legenden im Sinne von Vor-urteilen und Idealisierungen. Und wer als Patient das Pech hat, Angehöriger einer gesellschaftlichen Randgruppe zu sein, spürt sehr schnell, daß Ausgrenzung und Diskriminierung vor den Toren der Krankenhäuser nicht haltmachen. Werte und Normen mit den daraus resultierenden Einstellungsbildungen und Wahrnehmungsverzerrungen gewinnen in der Interaktion zwischen Pflegenden und Patienten besondere Bedeutung. Patienten sind aufgrund ihrer sozialen Position im Krankenhaus in einer relativ abhängigen Situation. Deshalb wirken sich die affektiven und verhaltenssteuernden Aspekte von Vorurteilen besonders schwierig aus.

Für den Alkoholiker, den Aids-Infizierten, die Gastarbeiterin, vielleicht auch für den alten Menschen im Krankenhaus kommt zu dem üblichen psychosozialen Prozeß, der mit der Übernahme der Patientenrolle verbunden ist, ein Bündel zusätzlicher Probleme hinzu.

Vorurteilshafte Bilder lösen in der Interaktion mit dem „Vorurteilsobjekt" gefühlsmäßige Reaktionen wie Abwehr, Angst oder Ekel aus. Sie wirken dann in der Form von Ablehnung, Distanz oder gar Aggression verhaltenssteuernd. Übertragen auf die pflegerische Interaktion, könnte man z. B. folgende Hypothese aufstellen: Wenn ein Patient zu einer gesellschaftlich stigmatisierten

Guppe gehört, steigt die Wahrscheinlichkeit, daß sich dies in der Kommunikationshäufigkeit, der Art der Kommunikation, der Gründlichkeit der Pflege usw. niederschlägt (z. B. durch entsprechendes Sprachverhalten, Kontaktvermeidung usw.).

Um für einen bewußteren Umgang mit Vor-urteilen zu sensibilisieren und Verhaltensalternativen zu entwickeln, genügt es nicht, kognitiv-moralisierend auf das Verhalten einwirken zu wollen.

Die Beantwortung der Frage, wie Vorurteile entstehen und welche Funktion sie für das eigene Selbstwertgefühl haben, ist Voraussetzung für die Wahrnehmung eigener und fremder Vorurteilsbildungen. Die Komplexität dieser sozialpsychologischen Zusammenhänge sowie die Resistenz von Vorurteilen gegenüber sachlich-logischer Argumentation erfordern es, sich intensiv mit diesem Themenbereich auseinanderzusetzen. Das ist um so dringlicher, da Vorurteilsbildungen nicht nur vor dem Hintergrund der individuellen Geschichte betrachtet werden können. Sie müssen vielmehr als gesellschaftlich hervorgerufene und erwünschte Verhaltensdispositionen erkannt werden, die manipulative und aggressionsverschiebende Funktionen erfüllen sollen.

Vor dem Hintergrund der jüngeren deutschen Geschichte, die das dunkle Kapitel der Verfolgung und Vernichtung von „Minderheiten" beinhaltet, das stark medizinisch-psychiatrisch untermauert war, ist ein Durchschaubarmachen der gesellschaftlichen Dimension gerade in der Krankenpflegeausbildung unverzichtbar. Die theoretisch-reflektierende Durchdringung dieses Themas ist in diesem Unterrichtsbeispiel eng verbunden mit der Aktualisierung, dem Nacherleben und Nachbearbeiten eigener Erfahrungen mit Vorurteilen. Durch leib-haftig greif-bare Erlebnissituationen, um die sich das Unterrichtsgeschehen gruppiert, wird ein lebendiger Zugang zur Reflexion eigenen und fremden Verhaltens geschaffen.

**Zielrichtung**

Lehrende und Schülerinnen/Schüler setzen sich durch Rückbesinnung und Nachbereitung konkret erlebter Situationen mit dem Problemfeld „Vorurteile" auseinander. Dabei soll eigenes und fremdes Verhalten wahrgenommen, reflektiert und mit Hilfe theoretischer Erklärungsansätze hinterfragt werden.

*Was Lehrende und Schülerinnen/Schüler dabei erleben und erfahren können:*

- *Durch Erinnern, Auswählen, Nachkonstruieren und Nachspielen einer konkret erlebten Situation zum Thema Vorurteil sollen Gedanken, Gefühle und Körpererfahrungen aktualisiert und nachempfunden werden können.*

- Im szenischen Spiel sollen Ausdrucksformen und Auswirkungen vorurteilshafter Verhaltensweisen verdeutlicht werden.
- Durch Erkundungen und Gespräche (z. B. bei vorurteilsbehafteten Gruppen) sowie durch die Auseinandersetzung mit literarischen Bearbeitungen des Themas sollen die Hintergründe vorurteilshaften Handelns erhellt werden.
- Durch Auseinandersetzung mit theoretischen Konzepten zur Vorurteilsbildung sollen psychologisch-lebensgeschichtliche und gesellschaftlich-kulturelle Funktionen von Vorurteilen herausgearbeitet werden.
- Durch spielerisch-dramaturgische Bearbeitung (Pantomime, Masken, Verfremdung o. ä.) sollen die theoretisch dargestellten Zusammenhänge in Handlung umgesetzt werden.
- Durch Auswertung der vorangegangenen Erkundungen, theoretischen Reflexionen und der szenischen Umsetzung sollen Möglichkeiten zum Abbau bzw. zum bewußten Umgang mit Vorurteilen entwickelt und szenisch umgesetzt werden.

**Inhalte**

- Charakterisierung von Vorurteilen,
  Entstehung von Stereotypen – Exkurs: „Soziale Wahrnehmung";
- das Lernen von Vorurteilen;
- individualpsychologische Bedingungsfaktoren;
- theoretische Ansätze zum Abbau von Vorurteilen,
  Exkurs: „Friedenspädagogik".

**Leitfragen**

1. Wo und in welcher Form sind mir Vorurteile begegnet?
   Was löst die Erinnerung daran bei mir aus?
2. In welchen Ausdrucksformen treten Vorurteile auf?
   Welche Auswirkungen haben sie im Zusammenleben von Menschen?
3. Welche psychologisch-lebensgeschichtlichen Hintergründe wirken bei der Vorurteilsbildung mit?
4. Welche gesellschaftliche Funktion haben Vorurteile?
5. Welche Möglichkeiten/Ansätze zum Abbau bzw. zum bewußten Umgang mit Vorurteilen lassen sich aus der intellektuellen, gefühlsmäßigen und körperbezogenen Auseinandersetzung mit dem Thema ableiten?

## 8 Skizzierung des Unterrichtsabschnitts „Vorurteile – die Sprünge in unserer Brille"

**Verlaufsplanung**

| Lernschritte | Lernform | Zeit | Anmerkungen |
|---|---|---|---|
| **L1**<br>Erinnern an Begegnungen mit Vorurteilen | Einstiegsübung:<br>– „Weltanschauungen in der Familie"<br>oder<br>– „Türken sind …"<br>Gemeinsame Auswertung im Plenum | 35 min<br><br><br><br><br>ca. 30 min | Aus Gudjons et al. 1986, S. 210–214 Anleitungstexte s. S. 120, 122 (eine derartige Übung eignet sich auch als Einstieg in Lernschritt 3) |
| | Aneignung/Vergegenständlichung von Erfahrungen<br>Gruppenarbeit<br>mit Leitfragen zur Stoffsammlung<br>– In welcher Form sind mir Vorurteile begegnet?<br>– Wo hat sich die Situation ereignet?<br>– Welche Personen waren beteiligt?<br>– Welcher Dialog spielte sich ab?<br>– Welche Reaktionen und Gefühle löste das Geschehen aus?<br>– Wie stehe ich heute dazu? | ca. 30 min | In stichpunktartigen Notizen festhalten |
| Auswahl einer oder mehrerer exemplarischer Erlebnissituationen | Plenum:<br>Gliederung der Erlebnisse unter übergeordneten Gesichtspunkten (z. B. welche Menschengruppe ist betroffen/welche Lebensbereiche sind angesprochen – Familie, Krankenhaus, Schule, Öffentlichkeit usw.)<br>Auswahl einer oder mehrerer Erlebnissituationen im Plenum z. B. nach folgenden Kriterien:<br>– Welche Situation spricht die Mehrzahl der Gruppenmitglieder an?<br>– Welche Situation betrifft am stärksten die Situation im Krankenhaus?<br>– Welche Situation erzeugt die heftigsten Gefühle? | <br><br><br><br><br><br><br><br>45 min | Sammlung an Wandzeitungen |
| **L2**<br>Aktualisierung der Ausdrucksformen und Auswirkungen von Vorurteilen | Szenisches Spiel<br>– Erste Spielversuche szenische Rekonstruktion des Erlebnisses anhand der Erinnerung und Vorstellung der Schüler/innen | 45–60 min | evtl. Aufzeichnung auf Videocassette |

# 8 Skizzierung des Unterrichtsabschnitts „Vorurteile – die Sprünge in unserer Brille"

| Lernschritte | Lernform | Zeit | Anmerkungen |
|---|---|---|---|
| | – Rekonstruktion räumlicher und gegenständlicher Details<br>– Auswahl von Mitspielern und Durchsprechen der Rollenanweisungen<br>– Verteilung von Beobachtungsaufgaben<br>– Verbesserung der Spielversuche durch Wiederholen, Verfremden Variieren (z. B. durch Standbild oder Pantomime) | | Kriterien für die Beobachtung:<br>– Deutlichkeit,<br>– Realismus,<br>– Gestaltung. |
| **L3** Auseinandersetzung mit dem Hintergrund der gespielten Szenen | Verarbeitung der Erfahrungen Theorie- und Exkursionsphase Mögliche Ausgangsfragen:<br>– Warum handeln die Personen so?<br>– Welche Geschichte könnte zu diesem Verhalten führen?<br>– Wodurch kann das Verhalten bedingt sein? | | Evtl. ein Unterrichtsnachmittag ca. 3–4 Stunden |
| **L4** Reflexion lebensgeschichtlicher und gesellschaftlicher Zusammenhänge der Vorurteilsbildung<br><br>Umsetzung der Reflexionen und Erlebnisse in Spielszenen | Aufteilung in Projektgruppen:<br>*Gruppe 1:* Auseinandersetzung mit theoretischen Modellen und Erklärungskonzepten<br>*Gruppe 2:* Suche nach Literatur, Statistiken, Zeitungsausschnitten usw., die sich auf den Inhalt der Spielszene(n) beziehen<br>*Gruppe 3:* Besuche und Erkundungen (z. B. bei türkischer Jugendgruppe, Behinderteninitiative)<br>Erweiterung der Spielszenen durch Techniken zur Verdeutlichung von Zusammenhängen – z. B. Beiseitereden, „Hilfs-Ich" mit Masken | 45–60 min | Anfertigen von Masken |
| **L5** Auseinandersetzung mit den Möglichkeiten, Vorurteile abzubauen bzw. bewußt damit umzugehen | Mögliche Verhaltensalternativen in Kleingruppen diskutieren und szenisch darstellen | 90 min | Veröffentlichungsweisen:<br>– Herstellung eines Videofilms<br>– Theateraufführung für die ganze Schule<br>– Bericht über die Erfahrungen in der Schülerzeitung |

### Literatur zum Thema „Vorurteile"

Hartmann KD (1975) Vorurteile, Ängste, Aggressionen, Athenäum, Frankfurt am Main
Kidder L, Stewart VM (1976) Vorurteile. Zur Sozialpsychologie von Gruppenbeziehungen. Beltz, Weinheim, Basel
Lilli W (1982) Grundlagen der Stereotypisierung. Hogrefe, Göttingen
Schäfer B, Six B (1978) Sozialpsychologie des Vorurteils. Kohlhammer, Stuttgart
Schmitt R (1979) Kinder und Ausländer. Einstellungsänderung durch Rollenspiel. Eine empirische Untersuchung. Agentur für wiss. Literatur, Braunschweig

### Übungsanleitungen zu Lernschritt 1:

*„Weltanschauungen in der Familie" (Gudjons et al. 1986, S. 210–214)*

*„Ziel:*
Sich über Weltanschauungen und Vorurteile, mit denen wir im Laufe unserer Geschichte konfrontiert waren, klarzuwerden, sie bestimmten Personen zuzuordnen und über den Einfluß solcher Weltanschauungen auf unsere Einstellungen und unser Verhalten nachzudenken.

*Durchführung:*
Die Teilnehmerinnen/Teilnehmer erhalten eine vielfältige Liste (DIN A4 im Querformat), die neben einer Spalte mit den Satzanfängen noch zwei Spalten enthält, die überschrieben sind mit:
– Welche Person fällt mir dazu ein?
– Welche Gefühle löst der Satz/Ausspruch in mir aus?
Der/die Moderator/in gibt zunächst eine kurze Einleitung in das Thema:
‚Im Laufe unserer Lebensgeschichte sind wir durch unsere Eltern, Lehrer und viele andere Personen mit einer Reihe von Weltanschauungen und Vorurteilen in Berührung gekommen. Auch wenn wir viele dieser Meinungen abgelegt haben, so sind doch einige noch in uns wirksam. Diese Übung hat zum Ziel, solchen Weltanschauungen auf die Spur zu kommen, herauszufinden, wer sie uns vermittelt hat und wo sie heute noch unser Verhalten bestimmen. Du bekommst jetzt eine Liste mit Satzanfängen. Versuche, diese Sätze spontan und ohne langes Nachdenken zu vervollständigen. Schreib auf, was dir als erstes einfällt, und versuche nicht zu werten. Es gibt kein Falsch und kein Richtig.
Du hat jetzt 5 Minuten Zeit.'
In einer zweiten Runde werden die Teilnehmer/innen gebeten, sich noch einmal in Ruhe die Sätze durchzulesen und sich zu erinnern, woher sie diesen Ausspruch kennen, welche Person ihnen dazu einfällt und zu spüren, welche Gefühle sie mit dem Ausspruch verbinden. Dabei sollte auch auf widersprüch-

liche Gefühle geachtet werden. Die Teilnehmer/innen notieren in Stichworten die Personen und ihre Gefühle.

*Satzanfänge:*
- Politik ist ...
- Kommunisten sind ...
- Gebildet ist jemand, der/die ...
- Man muß Achtung haben vor Menschen, die ...
- Wer etwas leistet, der ...
- Geduld und Besitz sind ...
- Geschiedene Frauen sind ...
- Als guter Christ ...
- Die da oben ...
- Von unseren Steuern wird ...
- Das Leben ist ...
- Das Wichtigste im Leben ist ...
- Seinen Eltern gegenüber sollte man ...
- Es hat mir auch nicht geschadet, daß ...
- Jungen sollten ...
- Mädchen sollten ...
- Fremden gegenüber sollte man ...
- Vorgesetzten gegenüber muß man ...
- Falls dir noch weitere Aussprüche einfallen, notiere sie.

(Zeit: insgesamt 30 Minuten)

*Auswertung:*
In Vierergruppen.
Die Teilnehmer/innen wählen jeweils drei Sätze aus und erzählen etwas dazu, wobei sie sich an folgenden Fragen orientieren:
- Fallen mir zu diesen Aussprüchen Begebenheiten ein?
- Sagen diese Aussprüche etwas über die Schicht, aus der ich komme?
- Sind die Aussprüche einer bestimmten Altersgruppe zuzuordnen?
- Von welchen Aussprüchen habe ich mich bewußt abgegrenzt?
- Welche Aussprüche sind heute noch für mich gültig? Wie kommt es, daß sie noch Gültigkeit haben? (Geh nicht nur von deinen Ansprüchen aus!)

*Material:*
Stift und vervielfältigter Katalog mit Satzanfängen."

## 8 Skizzierung des Unterrichtsabschnitts „Vorurteile – die Sprünge in unserer Brille"

*„Türken sind ..." (Gudjons et al. 1986, S. 210–214)*

*„Ziel:*
Fest eingeprägte Vorurteile unserer Herkunftsfamilie und -schicht aufzuspüren, die wir trotz aller ‚Aufgeklärtheit' noch im Kopf haben, und zu überlegen, woher sie kommen und wie wirksam sie noch sind.

*Durchführung:*
Der/die Moderator/in formuliert eine kurze Einleitung in das Thema:
  ‚Wir alle sind in unserer Geschichte mit vielen Vorurteilen und Einschätzungen konfrontiert worden, die andere Rassen, Nationalitäten, Minderheiten oder Menschengruppen betreffen. Obwohl wir heute viele als unsinnig erkannt und abgelegt haben, tragen wir sie noch in uns. Es geht in dieser Übung darum, diese Urteile aufzustöbern und darüber nachzudenken, wie wirksam sie trotzdem noch sind.
  Du bekommst eine Liste mit Satzanfängen. Versuche, schnell und ohne langes Nachdenken das zu notieren, was Dir als erstes einfällt: vielleicht sind es auch mehrere Fortführungen. Sei so offen wie Du kannst und verurteile Dich nicht, weil ja manches ganz falsch oder unangemessen ist.
  Du hast 10 Minuten Zeit.'

Die Zettel (s. Materialien) werden ausgegeben und ausgefüllt.

‚Jetzt sieh Dir in Ruhe an, was Du geschrieben hast. Denke darüber nach, woher Du dieses Vorurteil kennst. Hat es jemand gesagt? Dein Vater, Deine Mutter, andere Personen? Hast Du es gelesen oder gehört? Hast Du Erfahrungen gemacht, zum Beispiel mit Zigeunern? Notiere Dir Stichworte dazu.
  (30 Minuten).
  Geh jetzt Deine Liste ein drittes Mal durch. Such Dir einige Sätze aus und stell Dir vor, Du würdest zum Beispiel einen Juden kennenlernen; versuch es Dir genau vorzustellen und zu spüren, was in Dir wirklich vorgeht. Bist Du wirklich offen? Oder denkst Du: Na ja, wer weiß, vielleicht stimmt es doch? Denk auch an reale Erfahrungen, die Du gemacht hast.'
  (10 Minuten)

*Auswertung:*
Kleingruppengespräch.
- Inwiefern sind meine Vorurteile geschlechtsspezifisch?
- Welche Meinungen beruhen auf Ereignissen oder Traditionen in der Herkunftsfamilie?
- Wo habe ich ‚bewußt und entschieden' Vorurteile abgelegt (im Kopf), welche Reste ‚bekämpfe' ich?

## 8 Skizzierung des Unterrichtsabschnitts „Vorurteile – die Sprünge in unserer Brille"

- Welche Gefühle habe ich gegenüber Menschen, die bestimmte Vorurteile (noch) haben?
- Gibt es Vorurteile anderer Schichten, Bevölkerungsgruppen, Bekannter etc. gegen mich?

Variante:
Auf einer Wandzeitung werden zu einigen angegebenen Gruppen (‚die Türken') alle notierten Stichworte gesammelt. Was für ein Bild entsteht? Wie fühle ich mich, wenn ich alle Begriffe durchlese? Welche Funktionen haben solche Bilder?

*Material:*
Vervielfältige Zettel, auf denen untereinander am linken Rand folgendes steht (die gewählten Begriffe sind nicht bindend, es können einige ausgewählt oder andere – je nach Eigenart der Gruppe – hinzugefügt werden):
- Russen sind ...
- Neger sind ...
- Arbeitslose sind ...
- Türken sind ...
- Homosexuelle sind ...
- Putzfrauen sind ...
- Zigeuner sind ...
- Juden sind ...
- Studenten sind ...
- Christen sind ...
- Autofahrer sind ...
- Beamte sind ...
- Frauen sind ...
- Obdachlose sind ...
- Arbeiter sind ...
- Intellektuelle sind ...
- Mohammedaner sind ...
- Amerikaner sind ...
- Arbeitgeber sind ...
- Behinderte sind ...

*Hinweis:*
Es ist wichtig, die Satzanfänge sehr schnell und spontan, ohne ‚Filter' zu vervollständigen, um an die Schicht latenter (verborgener, aber insgeheim durchaus wirksamer) Einstellungen zu kommen."

## 8 Skizzierung des Unterrichtsabschnitts „Vorurteile – die Sprünge in unserer Brille"

**Anmerkung**

Eine gute Möglichkeit, an dieser Stelle auch geschlechtsspezifische Stereotypen und Vorurteile zu thematisieren, ist das Thema: „Typisch Mann – typisch Frau. Von den Bildern in unseren Köpfen und wie sie wirksam werden."

Als erfahrungsbezogener Einstieg eignet sich ein zauberhaftes Kinderbuch: Janosch (1988) *Löwenzahn und Seidenpfote,* Beltz, Weinheim, Basel.

„Die Geschichte handelt von zwei Mäusen, die so gerne Kinder bekommen wollten. Sie wußten auch schon genau, wie ihre Kinder werden sollten. Als sie dann Kinder bekamen, kam aber alles ganz anders …"

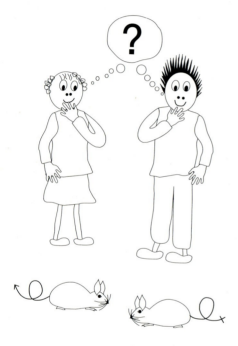

Die Geschichte kann vorgelesen, erzählt oder mit verteilten Rollen gelesen oder gespielt werden. Inhaltliche Schwerpunkte für eine vergnügliche und lehrreiche Auseinandersetzung mit dieser Geschichte könnten folgende Themen sein:

- Die Bilder in den Köpfen der Mauseeltern!
- Die „Bedürftigkeit" von Mauser und Mauserin!
- Die Umsetzung innerer Bilder in „Erziehung"!
- Lebendige „Gegenbilder" – Wie konnte das nur passieren?
- Ein provozierender Schluß … oder … Wie geht es weiter mit Löwenzahn und Seidenpfote?

Besonders spannend ist ein Weiterträumen bzw. -schreiben der Geschichte in eine phantasierte oder die reale Welt hinein.

## 8 Skizzierung des Unterrichtsabschnitts „Vorurteile - die Sprünge in unserer Brille"

Zum Thema Vorurteile und Stereotype im Blick auf Älterwerden und alte Menschen in unserer Gesellschaft verweise ich auf einen *Kursordner* zum Thema *„Älter werden"*. Er birgt eine Fülle didaktisch gut bearbeiteten Materialien, die in allen Bildungsbereichen einsetzbar sind. Die Grundlagenhefte beinhalten u. a. folgende Themen:

- „Man muß lange leben, um ein Mensch zu werden" (Gerontologie),
- „Älter werden - lebenslanges Lernen" (Didaktik).

Die Kurshefte greifen u. a. medizinische, psychologische, soziologische und theologische Auspekte des „Älterwerdens" auf. Sie sind jeweils in Studienteil, Referentenimpulse und Teilnehmermaterialien gegliedert. Hier sind auch gute „Bausteine" für pflegerische Themen zu finden.

### Literatur zum Thema „Vorurteilsbildung"

Frisch M (1950) Tagebuch 1946-1949. Suhrkamp, Frankfurt am Main
   Max Frisch macht in den beiden 1946 verfaßten Texten („Du sollst dir kein Bildnis machen", S. 26-28) und („Der andorranische Jude", S. 28-30) in scharfsinniger Weise die Hintergründe und Mechanismen von Stereotyp- und Vorurteilsbildung transparent und deutet sowohl auf privater Beziehungsebene als auch für den gesamtgesellschaftlichen Kontext Gegensteuerungsmöglichkeiten an.
Enzensberger HM (1992) Die große Wanderung - 33 Markierungen. Suhrkamp, Frankfurt am Main
   In den Skizzen dieses Buches spannt Enzensberger unter dem Stichwort „Territorialverhalten" einen weiten Bogen von der konkreten Alltagssituation (Zugabteil) zu der Dynamik von Wanderungsbewegungen damals und heute und setzt sich mit der aktuellen Diskussion um die Asylproblematik auseinander.

### Literatur zum Thema „Älterwerden"

Bildungswerk der Erzdiözese Freiburg (1993) Projekt „Älter werden". Druckerei Rebholz Freiburg. (zu bestellen bei: Heinrich-Hansjakob-Haus, Talstr. 29, 79102 Freiburg).

# 9 Statt eines Schlußworts

Es begab sich, daß sich auf dem weiten Felde der pädagogischen Praxis der Biber *Ignatius practicus,* der Dachs *Paedagogicus theoreticus*, das Eichhorn *Philomena holistica* und der Igel *Petro creaticivus et phantasticus* begegneten.

Zunächst ging jeder nach kurzem Gruß wieder seiner Wege, man kümmerte sich nicht viel umeinander. Doch alsbald bliesen heftige kalte Winde aus den Niederungen des pädagogischen Alltags. Dazu kamen heftige Regengüsse aus den Theoriewolken der kalten Elfenbeinhöhen. Mitunter machten sie das pädagogische Land fruchtbar und grün; doch zu jener Zeit schien es, als wolle der Regen das sorgfältig bebaute Land hinwegschwemmen.

Unsere vier Feldbewohner zogen sich in ein kleines wettergeschütztes Wäldchen zurück und klagten einander ihr Leid über die Unbilden der Witterung. Und als sie am Abend durchnäßt und mit kalten Pfoten ihre feuchten Unterkünfte aufsuchten, fielen sie in einen unruhigen Schlaf. Des Nachts träumten alle vier von einem wunderschönen Haus, das ihnen auf dem zugigen Feld der Pädagogik Schutz und Halt bieten konnte. Sie träumten sich, unbehaust wie sie waren, so wundersam in die Behaglichkeit und Wärme des Hauses hinein, daß es ein böses Erwachen wurde. Der Wind aus dem Norden der Werte und Normen hatte zugenommen und der Regen tropfte durch das Blätterdach der Bäume.

Zur Zeit der frühen Morgennebel trafen sich alle wieder, und verwundert stellten sie fest, daß sie alle denselben Traum geträumt hatten. Der Biber Ignatius meinte versonnen: „Wie wäre es, wenn wir vier uns tatsächlich ein Haus bauen?" Zunächst sahen sich alle ein wenig verblüfft und ratlos an. Doch dann wurden die vier sehr lebendig, und ihre Augen glänzten vor Begeisterung. Der Biber spürte eine pulsierende Kraft in seinen Gliedern. Das Eichhorn streckte und reckte seinen geschmeidigen Körper, und der Dachs prüfte seine behenden Pfoten. Der Igel schnupperte heftig umher, denn er spürte plötzlich einen Strauß neuer berauschender Düfte in seine Nase steigen.

Ja, das war ein erregender Gedanke: Sie würden ein Haus bauen, in dem alle vier wohnen konnten. Regen und Kälte wollten sie trotzen und sich endlich sicher und geborgen fühlen. Mit heißen Köpfen wurde beratschlagt, wie nun das Haus zu bauen sei, das sie *Unterricht* nennen wollten.

Der Biber meinte, es solle geräumig, stabil und vor allem solide gebaut sein. Petro, der Igel, wollte es vor allem bunt und kuschelig. Philomena träumte von behaglicher Wärme und einem weiten Ausblick in die Weite der pädagogischen Landschaft. Der Dachs brummelte angesichts dieser Wünsche unwillig vor sich hin und meinte, es käme doch vor allem darauf an, daß man gut in die Erde hineingrabe. Alles andere sei doch zu leichtfertig. In der Erde könne man sich gut verstecken und sei geschützt gegen launische Wetterverhältnisse. So saßen sie lange unter einer mächtigen Eiche, und man hörte bis tief in die Nacht Rede und Gegenrede. Schließlich kam man überein, daß der Biber der beste Baumeister sei und er solle sich am nächsten Morgen ans Werk machen.

Bereits im Morgengrauen schleppte er solide Baumstämme heran, die er mit seinen geschickten Zähnen kunstvoll benagte. Bald schon war ein stattliches Holzhaus fertiggestellt. Alle lobten das Gebäude und fanden es für ihre Zwecke recht tauglich. Sie hatten einen langen schweren Tag hinter sich und legten sich alsbald zur Ruhe.

Doch dem Igel wollte es nicht so recht gemütlich werden. Es zog durch alle Ritzen, und er fand kein Plätzchen, in das er sich verkuscheln konnte. Glatt und kalt fühlten sich die Baumstämme an, und ein feuchter Hauch kam von dem Gewässer her, an dem der Biber das Haus gebaut hatte. Auch das Eichhorn Philomena hatte keine gute Nacht. Zu hart und spröde war der Boden, auf dem es nun schlafen sollte. Der Dachs hatte tief und fest geschlafen, doch plötzlich schreckte er auf. Um ihn herum plätscherte es leicht, und er sah sich umgeben von einer sich ausbreitenden Wasserpfütze. Schnell war der Biber geweckt, doch er fand keinen Grund zur Aufregung. Nun ja, oberhalb des Hauses war ein Damm gebrochen, den er tags zuvor errichtet hatte. Doch das ließ sich schnell beheben. Davon wollten nun die anderen nichts wissen. Sie schimpften durcheinander, daß sie noch nie so schlecht geschlafen hätten. Keine einzige Nacht wollten sie mehr in diesem viel zu großen, halb überschwemmten und zugigen Haus verbringen.

Ignatius war arg gekränkt in seiner Baumeisterehre und meinte, dann sollte eben ein anderer versuchen, ein besseres Haus zu bauen. Sie beschlossen, daß nun der Dachs sein Glück versuchen sollte. Er suchte sich einen geeigneten Bauplatz neben einer großen breitästrigen Buche und wollte nun den Dingen auf den Grund gehen. Sorgfältig trug er die einzelnen Erdschichten ab und grub eine gemütliche Wohnhöhle. Die anderen beäugten das Objekt zunächst skeptisch, ob es auch tauglich sei. Doch nachdem Igel und Eichhorn ein kurzes Probeliegen gestattet wurde, beschloß man, die Höhle als Behausung zu akzeptieren. Naß würde man hier sicher nicht werden, und es war auch angenehm warm unter der Erde. Eingehüllt in die Behaglichkeit des neuen Hauses ließ man sich zum Schlaf nieder. Nach wenigen Stunden erwachte, geplagt von Angstträumen, zunächst der Biber. Er hatte geträumt, er sei in einem dunklen engen Käfig eingefangen. Und in der Tat: er konnte sich kaum bewegen. Die rechte Vorderpfote war ihm eingeschlafen, und das Kreuz tat ihm weh, weil alles so eng war. Da sich nun der Biber regte, wurden auch alle anderen wach und ruckten und rückten, um sich ein wenig Platz zu schaffen. Des Igels Stachelkleid wurde dabei fast ruiniert. Das Eichhorn schrie entsetzt auf, weil der Dachs seinen schönen buschigen Schwanz eingeklemmt hatte. Schließlich wurde es dem Biber zu dumm, und er verließ unter lautem Protest die Behausung, um sich draußen ordentlich durchzustrecken. Auch das Eichhorn hielt es drinnen nicht mehr aus: „Man muß doch wenigstens ein wenig Mondlicht schimmern sehen und genug frische Luft zum Atmen haben", sagte es und meinte, in diese Höhle ginge es keinesfalls zurück. Gleich am nächsten Morgen wolle es selbst die Dinge in die Hand nehmen und ein ordentliches Baumnest bauen. Der Dachs lugte beleidigt aus seiner Höhle und schimpfte die anderen ein undankbares Gesindel. Sie gerieten mächtig in Streit, doch bald waren sie zu erschöpft und suchten sich ein leidliches Nachtquartier.

Bereits im Morgengrauen suchte sich das Eichhorn eine Anhöhe mit kräftigem Buschwerk und einem dichten Blätterdach. Dort flocht es nun kunstvoll aus Gräsern, Stroh, Federn und was sich sonst noch fand ein großes Baumnest mit einem breiten Ausguck über das weite Land. Zauberhaft und wunderschön kugelig war das Nesthaus anzusehen, und da sich gerade wieder ein kalter Nordwind aufgemacht hatte, zogen sich alsbald alle in das gemütliche Nest zurück. Mit der Nase in der frischen Nachtluft und mit dem Körper im warmen Nest schliefen sie eng aneinandergekuschelt ein. Gegen Morgen geriet nun der Igel gefährlich nahe an den Rand des Nestes, und als der Dachs sich im Traum heftig umdrehte, war es um den armen Igel geschehen. Er fiel aus dem Nest und kullerte den Abhang hinunter, daß ihm Hören und Sehen verging. Davon erwachte nun der Biber und merkte, daß der kunstvolle Bau seinem Körpergewicht nicht gewachsen war. Das Nest war arg zusammengedrückt, und er lag nun höchst unbequem auf einem knorrigen Ast. Der Igel hatte sich von seinem Schrecken ein wenig erholt und war mühsam wieder zum Nest heraufgestiegen. Als er sich in der Morgendämmerung der Behausung näherte, erschrak er, denn das kuschelige Nest war ausgebeult und schadhaft geworden. Und als gar der Biber das Nest verlassen wollte, riß er ein großes Loch hinein. Nun erwachten auch Dachs und Eichhorn und besahen sich das Unglück. Das Eichhorn weinte vor Kummer. Es hatte all seine Kunstfertigkeiten aufgeboten, und nun hatten dieser ungelenke Kerl von Biber und der ungehobelte Dachs alles verdorben. Als dann auch noch Petro, der Igel, lamentierte, diese Art von Behausung sei ja lebensgefährlich, wenn man unversehens hinausfallen könne, zog sich Philomena beleidigt zurück und wollte keine Pfote mehr rühren.

Da meinte der Igel, nun sei es wohl an der Zeit, eine Behausung in seinem Sinne zu errichten. Er wies die anderen an, ihm zu helfen, dürre Äste und genügend Laub herbeizuschaffen. Vorab ging er auf die Suche nach einer geeigneten Mulde. Bald hatte er in einem lichten Buchenhain auf moosigweichem Waldboden ein hübsches Plätzchen gefunden. Äste und Laubwerk wurden zu einem ausreichend großen Wohnhügel aufgeschichtet. Das bunte Laub leuchtete in der Nachmittagssonne, und das Waldbodenpolster lud zum Ausruhen ein. Da alle rechtschaffen müde waren, schliefen sie, begleitet vom sachten Rauschen des Laubes im Abendwind, ein. Aber just in jener Nacht kam ein eisiger Wind auf, und aus den Wolken der Theorien und Modelle kam der Regen wie aus Eimern gegossen. Eine Weile hielt das Laubdach stand, doch dann schreckten alle nacheinander auf, schüttelten sich den Pelz und hoben ein mächtiges Geschimpfe an. Davon wurde nun der Igel geweckt. Er sah sich mit verschlafenen Äuglein um und konnte nichts sonderlich Aufregendes entdecken. Ihm machte der Regen nichts aus, und sein Stachelkleid wärmte gegen den eisigen Wind. Doch die anderen nannten ihn einen Schwachkopf. Man hätte sich ja denken können, daß diese liederliche Bauweise eine höchst verdächtige Angelegenheit sei. Zu allem Unglück gestaltete sich das Wetter wieder einmal besonders unwirtlich. Zuerst stritten sie noch eine Weile, doch dann saßen sie ratlos herum, und der Traum von einem gemeinsam zu bewohnenden Gebäude schien ausgeträumt.

Mancher Gedanke ging in ihrem Kopf herum. Sie dachten an das stabile Haus des Bibers Ignatius, an die Behaglichkeit des Eichhornnests, an die Sicherheit des Dachsbaus und an das weiche Moospolster in Petros Igelbehausung. Jedes Gebäude war auf seine Art wohldurchdacht, doch an ein friedliches Zusammenwohnen in einem gemeinsamen Haus war wohl nicht zu denken.

Im Geäst einer alten Blaufichte saß bedächtig die weise Eule *Reflectoria maxima,* die auch Gedanken lesen konnte. Energisch schüttelte sie ihr Federkleid und rief den vieren zu: „Was seid Ihr doch für einfältige Umstandskrämer. Alle seid Ihr Meister Eures Fachs und doch nicht in der Lage, Euch ein vernünftiges Dach über den Kopf zu bauen. Jeder von Euch sieht die Sache nur auf seine Weise, ohne darauf zu achten, ob auch die anderen keinen Mangel leiden und genug Platz und Wärme finden. Könnt Ihr nicht über Eure Schnauzenspitze hinaussehen. Ihr kurzsichtigen Pfotentiere?" rief sie und flog davon.

Der Dachs fand als erster die Sprache wieder: „Unverschämtes Federvieh, lebt auf den Bäumen und will etwas vom Hausbau verstehen." Ignatius, der Biber, putzte sich nachdenklich den Bart und meinte: „Eigentlich hat die Eule doch recht. Jeder von uns hat für sich allein und vor sich hin gebaut, ohne die Vorstellungen der anderen zu berücksichtigen. Vielleicht hätten wir mehr zusammenhelfen sollen ...?" Doch der Igel Petro gab zu bedenken, daß sie am Ende doch zu verschieden seien, um in *einem* Haus wohnen zu können. „Laßt uns doch einen Versuch wagen", sagte das Eichhorn. „Jeder von uns kann einen Teil der Arbeit übernehmen. Laßt uns überlegen, wie wir zusammenhelfen können!" Pädagogicus, der Dachs, dem die Idee eigentlich nicht schlecht gefiel, knurrte erst ein wenig vor sich hin, doch dann bequemte er sich, einen Vorschlag zu machen: „Ich bin natürlich für das Fundament zuständig. Ohne ein wohldurchdachtes Kellergeschoß taugt das ganze Haus nichts." Damit war der Biber jedoch nicht einverstanden, denn für die Stabilität des Hauses fühlte er sich zuständig. So ging es eine Weile hin und her, bis es dem Eichhorn zuviel wurde: „So geht es doch nicht weiter. Wie wäre es, wenn Ihr beide zusammenarbeitet. Könnt Ihr Euch nicht ergänzen und gemeinsam Kellergeschoß und Außenwände bauen?" Der Dachs kratzte sich eine Weile am Kopf, doch dann stimmte er zu, und bald vertieften sich Biber und Dachs in ein höchst baumeisterliches Gespräch.

Igel und Eichhorn blieben auch nicht untätig und einigten sich darauf, den Innenausbau zu übernehmen. Philomena wollte für einen weichen Moosboden und Astwerk sorgen, und für genügend Laub und Grasbüschel wollte der Igel die Verantwortung übernehmen. So wollten sie gemeinsam einen behaglichen Innenraum gestalten.

Nachdem alles beredet war, gingen sie eifrig ans Werk. Der Dachs begann mit dem Anlegen des Kellergeschosses, und der Biber bereitete das Balkenwerk vor. Nachdem die Außenwände errichtet waren, begannen Petro und Philomena den Innenausbau. Sie ließen in ihrem Eifer nicht nach, bis alles zu Ende gebracht war. Nun besahen sie ihr Werk und waren hochzufrieden. Müde von der ungewohnten Zusammenarbeit, legten sie sich nieder und verbrachten die Nacht, ohne daß jemand Schaden genommen hätte. Noch nie hatten sie so gut geruht und sich so erfrischt und ausgeruht gefühlt. Das Haus, das sie *Unter*richt nannten, bot ihnen Tag und Nacht Schutz, und so lebten fortan die vier ungleichen Hausgenossen friedlich unter einem Dach.

Die Kunde von jenem ungewöhnlichen und unglaublichen Geschehen sprach sich in den Auen der pädagogischen Landschaft in Windeseile herum. Keiner wollte es so recht glauben, doch die weise Eule legte den Kopf schief und sah recht zufrieden aus.

Die kritischen Leserinnen/Leser werden sicher die Einschätzung teilen, daß dieser äußerst phantastisch anmutenden Geschichte aus dem Tierreich jeglicher Bezug zur rauhen pädagogischen Wirklichkeit fehlt.

Die Verfasserin dieses Buches hegt allerdings den leisen Optimismus, daß sich dergleichen *Fabel*haftes in nicht allzu ferner Zeit auch im pädagogischen Alltag menschlicher Wesen zutragen könnte.

# Literatur

Bergmann T (1980) Krankenpflege – Eine kritische Besinnung. Urban & Schwarzenberg, München Wien Baltimore
Bienstein C, Reimann R (1981) Schülerarbeitsbuch Pflegeberufe. Wolff, Essen
Bielefeld J (1986) Körpererfahrung – Grundlage menschlichen Bewegungsverhaltens. Hogrefe, Göttingen
Birkenbihl VF (1986) Signale des Körpers. Moderne Verlagsges., Landsberg am Lech
Blankertz H (1975) Theorien und Modelle der Didaktik. Juventus, München
Boal A (1979) Theater der Unterdrückten. Suhrkamp, Frankfurt am Main
Bögemann E, Dielmann G, Stiegler I (1989) Ein Beitrag zu einer Fachdidaktik Pflege. Das „Duisburger Modell". Pflege-Wiss Z Pflegeberufe 1
Broich J (1980) Rollenspiele mit Erwachsenen. Rowohlt, Reinbek
Buber M (1973) Das dialogische Prinzip. L. Schneider, Heidelberg
Bühler C (1974) Einführung in die humanistische Psychologie. Klett, Stuttgart
Cohn R (1975) Von der Psychoanalyse zur Themenzentrierten Interaktion. Klett, Stuttgart
Demmer H, Küpper B (1984) Belastungen bei Arbeitsplätzen, die überwiegend mit Frauen besetzt sind. Wirtschaftsverlag N. W., Dortmund (Schriftenreihe der Bundesanstalt für Arbeitsschutz, Forschungsbericht, Bd 383)
Dürckheim KG (1978) Übungen des Leibes auf dem inneren Weg. Lurz, München
Elias N (1977) Über den Prozeß der Zivilisation, 3. Aufl, 2 Bde. Suhrkamp, Frankfurt am Main (stw 58)
Fast J (1979) Körpersprache. Rowohlt, Reinbek
Feldenkrais M (1978) Bewußtheit durch Bewegung – Der aufrechte Gang. Suhrkamp, Frankfurt am Main
Foucault M (1976) Überwachen und Strafen. Suhrkamp, Frankfurt am Main
Fuchs J (1983) Arbeitsbedingungen im Krankenhaus – Eine Befragung von Pflegekräften im Göttinger Universitätsklinikum. Dissertation, Universität Göttingen
Fuhr R (1975) Handlungsspielraum im Unterricht. Scriptor, Königstein
Funke J (1983) Sportunterricht als Selbsterfahrung. Rowohlt, Reinbek (rororo 7608)
Goodman P (1986) Die Tatsachen des Lebens. Suhrkamp, Frankfurt am Main
Groddeck W (1975) Unterricht: Interaktions- und Kommunikationsstrukturen. In: Studienbegleitbrief 4 zum Funkkolleg: Beratung und Erziehung. Beltz, Weinheim Basel
Gross W (1984) Finde ich meinen Körper, so finde ich mich – Die neuen Körper-Therapien. Herder, Freiburg
Gudjons H, Pieper M, Wagener B (1986) Auf meinen Spuren – Übungen und Vorschläge für pädagogische Arbeit und Selbsterfahrung. Rowohlt, Reinbek (rororo 8304)
Haselbach B (1976) Improvisation, Tanz, Bewegung. Klett, Stuttgart
Heimann P, Otto G, Schulz W (1976) Unterricht – Analyse und Planung, 8. Aufl. Schroedel, Hannover
Hildebrand H, Schultz M-L (1984) „Wenn ich traurig bin, dann bin ich auch krank". Kinder-Körper-Gesundheit. Verlag Jugend und Politik, Reinheim
Hiller GG (1980) Ebenen der Unterrichtsvorbereitung. In: Adl-Amin B, Künzli R (Hrsg) Didaktische Modelle und Unterrichtsplanung. Juventa, München

Holzapfel G (1982) Erfahrungsorientiertes Lernen mit Erwachsenen. Urban & Schwarzenberg, München Wien
Illich J (1978) Fortschrittsmythen, Schöpferische Arbeitslosigkeit, Energie und Gerechtigkeit. Wider die Verschulung. Rowohlt, Reinbek
Kaderschule für die Krankenpflege (Hrsg) (1992) Fachdidaktik-Modell Pflege. Aarau
Kallmeyer H (1970) Heilkraft durch Atmen und Bewegung. Hang, Heidelberg
Klötzli F (1980) Unsere Umwelt und wir. Eine Einführung in die Ökologie. Hallweg, Bern, S 88–110
Kurtz R, Prestera H (1979) Botschaften des Körpers. Kösel, München
Lowen A (1979) Bioenergetik, Therapie der Seele durch Arbeit mit dem Körper. Rowohlt, Reinbek
Maslo A (1973) Psychologie des Seins. Fischer, München
Merleau-Ponty M (1966) Phänomenologie und Wahrnehmung. de Gruyter, Berlin
Meyer H (1980) Leitfaden zur Unterrichtsvorbereitung. Scriptor, Königstein
Middendorf J (1977) Atem und seine Bedeutung für die Entwicklung und das Heilsein des Menschen. In: Petzold H (Hrsg) Die neuen Körpertherapien. Junfermann, Paderborn
Middendorf J (1985) Besser atmen lernen. In: Bleistein R, Lubkoll HG, Pfützner R (Hrsg) Türen nach Innen – Wege zur Meditation. R. Pfützner (Verlag für Gemeinpädagogik), München
Mittermair F (1985) Körpererfahrung und Körperkontakt – Spiele, Übungen und Experimente für Gruppen, Einzelne und Paare. Kösel, München
Montagu A (1982) Körperkontakt. Klett-Cotta, Stuttgart
Muche J (1991) Interwriting: Dialogisches Schreiben im Literaturunterricht. Themenzentrierte Interaktion 5/1:75–84
Mulke-Geisler M (1982) Lassen sich Defizite in der derzeitigen Krankenpflegeausbildung durch Integration von TZI-Elementen ausgleichen. Dtsch Krankenpflegez 2–4:22–35
Müller W (1979) Pantomine. Eine Einführung für Schauspieler, Laienspieler und Jugendgruppen. Pfeiffer, München
Negt O (1978) Marxismus und Arbeiterbildung. Kritische Anmerkungen zu meinen Kritikern. In: Brock A, Müller HD, Negt O (Hrsg) Arbeiterbildung. Hamburg
Noll P (1984) Diktate über Sterben und Tod mit Totenrede von Max Frisch. „pendo", Zürich
Oelke UK (1991) Planen, Lehren und Lernen in der Krankenpflegeausbildung: Begründungsrahmen und Entwicklung eines offenen, fächerintegrativen Curriculums für die theoretische Ausbildung. Recom, Basel
Orlick T (1982) Kooperative Spiele. Beltz, Weinheim Basel
Paulus P (1982) Zur Erfahrung des eigenen Körpers. Theoretische Ansätze, therapeutische und erziehungswissenschaftliche Aspekte sowie ein empirischer Bericht. Beltz, Weinheim
Perls F (1974) Gestalttherapie in Aktion. Klett, Stuttgart
Perls F (1985) Grundlagen der Gestalttherapie. Pfeiffer, München
Petzold HG (1977) Die neuen Körpertherapien. Junfermann, Paderborn
Petzold HG, Brown J (1977) Gestaltpädagogik – Konzepte der integrativen Erziehung. Pfeiffer, München
Popp W (Hrsg) (1976) Kommunikative Didaktik, soziale Dimensionen des didaktischen Feldes. Beltz, Weinheim Basel
Pröll U, Streich W (1984) Arbeitszeit und Arbeitsbedingungen im Krankenhaus. Dortmund (Schriftenreihe der Bundesanstalt für Arbeitsschutz, Forschungsbericht, Bd 386)
Quitmann H (1985) Humanistische Psychologie. Zentrale Konzepte und philosophischer Hintergrund. Hogrefe, Göttingen
Robinsohn SB (1972) Curriculumentwicklung in der Diskussion. Schwann (Päd.-Verlag), Düsseldorf Basel
Rogers C (1974) Die Klient-bezogene Gesprächstherapie. Fischer, München
Rumpf H (1976) Unterricht und Identität. Juventa, München
Rumpf H (1981) Die übergangene Sinnlichkeit: 3 Kapitel über die Schule. Juventa, München
Schaffer U (1985) Ich ahne den wechselnden Weg. Kreuz-Verlag, Stuttgart
Scheller J (1981) Erfahrungsbezogener Unterrricht. Scriptor, Königstein

Scholz R, Schubert P (Hrsg) (1982) Körpererfahrung – die Wiederentdeckung des Körpers: Theater, Therapie und Unterricht. Rowohlt, Reinbek
Schwarz Govaers R (1989) Der situationsorientierte Ansatz in der Lehrerausbildung: An der Kaderschule für die Krankenpflege wird ein neues Konzept für die Lehrerausbildung erprobt. Beiträge zur Lehrerbildung 4/3:159–171
Skinner BF, Corell W (1976) Denken und Lernen. Agentur für wiss. Literatur, Braunschweig
Speads C (1983) Atmen – eine illustrierte Anleitung zur natürlichen Atmung. Kösel, München
Spitz R (1967) Vom Säugling zum Kleinkind. Klett-Cotta, Stuttgart
Stevens JO (1975) Die Kunst der Wahrnehmung – Übungen der Gestalttherapie. Kaiser, München
Vogel A (1979) Krankenpflegeunterricht, Didaktik und Methodik. Thieme, Stuttgart
Vopel KW (1976) Handbuch für Gruppenleiter. Zur Theorie und Praxis der Interaktionsspiele. Hamburg (Reihe: Lebendiges Lernen und Lehren, Heft 8)
Wagner A (1976) Schülerzentrierter Unterrricht. Beltz, Weinheim
Wander M (1980) Leben wär' eine prima Alternative. Luchterhand, Darmstadt Neuwied
Wittneben K (1991) Pflegekonzepte in der Weiterbildung zur Pflegelehrkraft: Über Voraussetzungen und Perspektiven einer kritisch-konstruktiven Didaktik der Krankenpflege (Diss. Universität Hannover). Lang, Frankfurt am Main
Zollmann M (1979) Arbeitspapiere der TZI. Bern (unveröffentlicht)
Zuchtriegel L (1985) Selbstbewußtsein – Übungen und Spiele zur Selbsterfahrung für Paare, Gruppen und Einzelpersonen. Edition Schangrila, Haldenwang

# Sachverzeichnis

## A

Abschiedssituation 53
Aerobicübungen 106
Alternativbilder vom Unterricht 9
Älterwerden 125
Aneignungsformen 42
Aneignungswesen 23
Anfang 53ff.
Anfangssituation 53
– Gestaltung 60
Annullierung, nichtverbale 87
anspannen – entspannen 70
Arbeit, Körper und Arbeit 88
Arbeitsabläufe, pflegerische 89
Atembewegungen 96, 98
Atemräume 96
– Atemraum erweitern 98
Atemrhythmus 96, 98
Atemschaukel 101
Atemübungen 97
Atmung 93ff.
Atem 93
Aufforderungscharakter 20
aufgepumpt – ausgepumpt 100
Aufrichtung der Wirbelsäule 71
Aufstehen, bewußtes 92
Augenkontakt 87
– und Mimik 81
Ausdrucksformen, körperliche 79
Auseinandersetzung mit eigenen Photos 77
Auswertungsbogen 62

## B

Bauchmuskulatur 105
Bedürfnisorientierung 65
berufliche Handlungskompetenz 24
Berufs- und Lebenssituationen 24
Besinnungsübung 113
Bewältigungsstrategien 54
Bewegungsabläufe 102
Bewegungssystem 103
Bewegungsübungen 105
Bewußtheit 16
Bezugssituationen 25
Bioenergetik 106
biographische
– Selbstreflexion 49
– Übung 48
Bodenhaftung/Bodenkontakt 61, 71

## C

Clustergestaltung 56
Clustering 58, 59

## D

Dialog der Hände,
   Kommunikationsspiel 110, 112
dialogisches Schreiben 34
didaktische Prinzipien 13ff.
Distanzbedürfnisse 81
Dokumentationsformen 35
Durchbewegen, gegenseitiges 107

## E

Eigen- und Fremdführung 55
Eigenständigkeit 8
Einwegkommunikation 7
Einzelbesinnung 57
Empfindungsfähigkeit 41
Entspannen 70
– konzentrative Entspannungsübung 69
Erfahrungen 22
– Erfahrungsfeld des schulischen
   Lernens 25
– Scheinerfahrungen 23

## Sachverzeichnis

Erlebnisse 22
– exemplarische Erlebnissituation 118
Essen 50

### F

Familie, Weltanschauungen in der
   Familie 120
Feldenkrais-Lektion 90, 105
Fitneßboom 75
Fremdführung 55
Führen 57
– Eigen- und Fremdführung 55
– und Geführtwerden 57
– durch Körperkontakt 60
funktionale Methoden 44

### G

Ganzheit 65
– Definition 15
ganzheitliche Betrachtungsweise 9
ganzheitliches Lernen 15
ganzheitsorientierte Unterrichtsziele
   und -inhalte 6
Geführtwerden 57
gegenseitiges Durchbewegen 107
Gehirnhälfte, rechte 58
geschlechtsspezifische Sterotypen 124
gesellschaftliche Funktion,
   Krankenpflegeschule 27
Gespräch, prozeßreflektierendes 58
Gestalten/Gestaltung
– Anfangssituation 60
– Clustergestaltung 56
– Gestalten mit Ton 41
Gestalttheorie 15, 16
Gestik 81
Gesundheitsboom 64
Gleichgewicht, dynamisches 17
Gratifikationssystem 29
Großgruppenarbeit/Plenum 57
Gruppenarbeit 57
Gruppensituation 47

### H

Haltungsexperiment 80, 85
Hände 108 ff.
– „Ich bin in deinen Händen" 112
– Kommunikationsspiel „Dialog der
   Hände" 110

Handlungsbereich, verantwortlicher 9
Handlungsdruck 14
Handlungskompetenz, berufliche 24
Handlungsleitlinien 14
Handlungsziele, Schüler 37
Handmassage 111, 112
Handstudien 110
hauptamtliche Lehrkräfte 29
Hintergrundwissen, medizinisches 8

### I

instrumentalisieren 25
Integrationsfunktion 27
Intensitätsgrad 49
Interaktion
– Interaktionsspiele 46, 47, 57, 80, 84
– pflegerische 6
– themenzentrierte 17
Interwriting 34

### K

Kennenlernen des Körpers 63 ff.
Kleingruppenarbeit 57
– themenzentrierte Kleingruppe 105
kognitive Ebene 8
Kommunikation 79
– Einwegkommunikation 7
Kommunikationsperspektive 24
Kommunikationsspiel „Dialog der
   Hände" 110, 112
Kommunikationsstruktur 28
Kommunikationsverhalten 48
Kompetenz, berufliche
   Handlungskompetenz 24
konfliktorientiere Methoden 44
Kontaktaufnahme 79
Kontroll- und Sanktionssysteme 29
konzentrative Entspannungsübung im
   Liegen 69
Körper
– und Arbeit 88
– und Gesundheitsboom 64
– Kennenlernen 63 ff.
– und Kommunikation 78
– „Körper haben – Körper sein" 67
– als Mitlernender 66
– Spüren der Atembewegungen 71
– Spüren der Körpermitte 71
Körperbewußtheit 45
körperbezogene Signale 83

Körperbelastungen 89
Körperbild 67
Körperdarstellungen 69
Körpererfahrung 44, 46
Körperflächen 76
Körpergeschichten 74 ff.
Körperinsel 80, 81
Körperkenntnis 74 ff.
körperliche Ausdrucksformen 79
Körperpunkte 76
Körperschema 67
Körpersprache 80
Körperübungen 44
Körperzufriedenheit 74, 75
Krankenpflegeschule
– gesellschaftliche Funktion 27
– innere Struktur 28

## L

lebendiges Lernen 17
Lebens- und Berufssituationen 24
Lehrkräfte, hauptamtliche 29
Lehrpläne 30
– heimlicher Lehrplan 7
Leistungsbeurteilung 33
Leistungsprinzip 33
Lernen
– Erfahrungsfeld des schulischen Lernens 25
– Körper als Mitlernender 66
– lebendiges 17
– ganzheitliches 15
– sinnliches 66
– situationsbezogenes (Verwendungsbezug) 24
– sprichwörtliches 49
Lernerfolgskontrolle 34
Lernformen 23
Lernräume 10
Lernspiele 48
Lernumgebung 11
Lernziele, Auswahl 38
Luftverschmutzung 97

## M

Marktplatz 56
Masken 119
Massage, Rückenklopfen/Kurzmassage 91
Meditation 39, 40

medizinisches Hintergrundwissen 8
Medizinorientierung 6
Metaphereinstieg 68
Methoden
– funktionale 44
– konfliktorientierte 44
– methodische Planung 37
Mimik und Augenkontakt 81
Mittel, Zweck-Mittel-Relation 13
Modellieren 41
Mund, verpreßter 86

## N

naturwissenschaftliche Orientierung 5

## P

pädagogischer Hintergrund 13 ff.
pantomimische Darstellung 110
Partnerübung 76
Patientenorientierung 65
Persönlichkeitsentfaltung 16
Pflegedidaktik 1
pflegerische
– Arbeitsabläufe 89
– Interaktion 6
Photo, Auseinandersetzung mit eigenen Photos 77
Planung, methodische 37
Planungsmomente 13
Planungsüberlegungen 37 ff., 50
Plenum/Großgruppenarbeit 57
Praxistheorie 14
Projektgruppen 78, 119
prozeßreflektierendes Gespräch 58

## Q

Qualifikationsfunktion, Krankenpflegeschule 27

## R

Raum- und Distanzbedürfnisse 81
Rücken
– schütteln 93
– sprechender 92
Rückenklopfen/Kurzmassage 91

## S

Sanktions- und Kontrollsysteme 29
Satzanfänge 122
Scheinerfahrungen 23
Schreiben, dialogisches 34
Schüler
– Handlungsziele 37
– individuelle Ebene 33
Seitengespräche 22
Selbstreflexion 34
– biographische 49
Selektions- und Integrationsfunktion 27
Signale, körperbezogene 83
sinnliches Lernen 66
situationsbezogenes Lernen
 (Verwendungsbezug) 24
Spiel
– Interaktionsspiele 46, 47, 57, 80, 84
– Kommunikationsspiel „Dialog der Hände" 110
– Lernspiele 51
– szenisches 42, 118
Sprechen, stummes 80, 84
sprechender Rücken 92
Sprichwörter 49
– sprichwörtliches Lernen 49
Spüren
– der Atembewegungen 71
– der Körpermitte 71
Spürübungen 71
Stereotypen, geschlechtsspezifische 124
Stirnfaltenexperiment 86
Stoffumfang 30
Störungen 21
stummes Sprechen 80, 84
Systematisieren 6
szenisches Spiel 42, 118

## T

Theaterarbeit 43
Themenfindung 17
Themenformulierung 17, 19ff.
themenzentrierte Interaktion 17
themenzentrierte Kleingruppe 105
Ton, Gestalten 41
„Türken sind ..." 122

## U

Umsetzungsbedingungen 27ff.
Unterricht 127
Unterrichtsthema 18

## V

verantwortlicher Handlungsbereich 9
Verarbeitungsformen 43
Verarbeitungswesen 23
verbal, nichtverbale Annullierung 87
Veröffentlichungsformen 43
Veröffentlichungswesen 23
Verschulung 24
Verwendungsbezug (situationsbezogenes Lernen) 24
Vorurteile 115ff.
Vorurteilsbildung 125

## W

Wahrnehmungs- und Atemübungen 97, 98
Wahrnehmungsübung 45, 69, 71, 111
Wahrnehmungsverengung 7
Weltanschauungen in der Familie 120
Wirbelsäule, Aufrichtung 71
Wirklichkeitsverarbeitung 64

## Z

Zielbestimmung 37
Zweck-Mittel-Relation 13

# Springer-Verlag und Umwelt

Als internationaler wissenschaftlicher Verlag sind wir uns unserer besonderen Verpflichtung der Umwelt gegenüber bewußt und beziehen umweltorientierte Grundsätze in Unternehmensentscheidungen mit ein.

Von unseren Geschäftspartnern (Druckereien, Papierfabriken, Verpackungsherstellern usw.) verlangen wir, daß sie sowohl beim Herstellungsprozeß selbst als auch beim Einsatz der zur Verwendung kommenden Materialien ökologische Gesichtspunkte berücksichtigen.

Das für dieses Buch verwendete Papier ist aus chlorfrei bzw. chlorarm hergestelltem Zellstoff gefertigt und im pH-Wert neutral.

Printing: Druckerei Zechner, Speyer
Binding: Buchbinderei Schäffer, Grünstadt